Luppen • Stavemann

Und plötzlich aus der Spur ...

Angela Luppen • Harlich H. Stavemann

Und plötzlich aus der Spur

Leben nach Schlaganfall, Schädel-Hirn-Trauma und anderen neurologischen Erkrankungen

Ein Ratgeber für Angehörige und Betroffene

Anschrift der Autoren:
Angela Luppen, Dipl.-Psych.
Praxis für Neuropsychologie und Kognitive Verhaltenstherapie
Badehaus I
Herforder Straße 45
D-32545 Bad Oeynhausen
E-Mail: info@praxis-luppen.de

Dr. Harlich H. Stavemann, Dipl.-Psych.
Institut für Integrative Verhaltenstherapie e. V.
Osterkamp 58
D-22043 Hamburg
E-Mail: stavemann@i-v-t.de

E-Book (PDF) ISBN 978-3-621-28206-2
E-Book (ePub) ISBN 978-3-621-28207-9

1. Auflage 2014

Programm PVU Psychologie Verlags Union
http://www.beltz.de

Lektorat: Karin Ohms
Herstellung: Sonja Frank
Illustrationen: Claudia Styrsky, München
Reihengestaltung: Federico Luci, Odenthal
Umschlagbild: [manun/photocase.com]
Satz: Beltz Bad Langensalza GmbH, Bad Langensalza
Gesamtherstellung: Beltz Bad Langensalza GmbH, Bad Langensalza
Printed in Germany

ISBN 978-3-621-28153-9

Inhalt

Vorwort

Dieses Buch ist für von neurologischen Erkrankungen Betroffene und deren Angehörige geschrieben. Mögliche Diagnosen sind Schlaganfall, Schädel-Hirn-Trauma, Hirnblutungen, Multiple Sklerose, Hirntumoren usw.

Betroffene

Die hiervon Betroffenen wurden von einer Sekunde zur anderen, gewissermaßen »aus heiterem Himmel« aus dem normalen Leben gerissen.

Zunächst waren Sie hauptsächlich damit beschäftigt, zu überleben und möglicherweise das Essen, Laufen, Sprechen und Denken neu zu »erlernen«. Erst danach wird das Ausmaß der möglicherweise bleibenden Gesundheitseinschränkungen deutlich. Viele reagieren hierauf mit tiefer Verunsicherung und manche entwickeln in der Folge von neurologischen Erkrankungen auch psychische Probleme.

Dieses Buch möchte über die möglichen Folgen und Therapiemöglichkeiten neurologischer Erkrankungen auf die geistige Leistungsfähigkeit, auf das Erleben und Verhalten informieren und Wege aufzeigen, wie man unnötigen, vermeidbaren psychischen Fehlentwicklungen vorbeugen kann.

Typische Fragen, die auftauchen können, sind zum Beispiel:

- Wieso ist mir das passiert, habe ich etwas falsch gemacht?
- Wieso erinnere ich mich nicht an den Unfall?
- Werde ich je wieder der/die Alte?
- Wie soll es beruflich und privat weitergehen?
- Ich bin nicht mehr so leistungsfähig, bin ich deshalb weniger wert?
- Darf ich die Hilfe anderer annehmen?

Unser Ziel ist es, Sie darin zu unterstützen, die unvermeidbaren Folgen Ihrer Erkrankung zu akzeptieren und dennoch im Rahmen Ihrer persönlichen Möglichkeiten und unter Berücksichtigung Ihrer persönlichen erreichbaren Ziele ein Leben zu führen, das von größtmöglicher Lebensqualität geprägt ist. Hierzu werden Sie Eigenverantwortung übernehmen und den Mut zur Selbstbestimmung aufbringen müssen.

Im Text werden auch einige Fachbegriffe erklärt. Diese sind durch einen Pfeil (Fachbegriff → …) gekennzeichnet. Eine Übersicht und Erklärung von Fachbegriffen, die in der neurologischen Rehabilitation häufig verwendet werden, finden Sie in Kapitel 10 am Ende des Buchs.

Angehörige

Selbstverständlich profitieren auch Angehörige von neurologisch Erkrankten von diesem Buch. Es verhilft Ihnen zu mehr Wissen über die Erkrankung und den sinnvollen Umgang damit. Zusätzlich beschäftigen wir uns in Kapitel 9 speziell mit den belastenden Auswirkungen auf die Angehörigen selbst, weil sich meist auch deren Leben grundlegend verändert: Der/die Betroffene braucht Ihre Hilfe und Unterstützung bei der Rückkehr in einen veränderten Alltag. Viele lieb gewordene Gewohnheiten, wie zum Beispiel gemeinsame sportliche Aktivitäten oder die Pflege eines gemeinsamen Freundeskreises können nicht mehr im gleichen Maße wie früher stattfinden. Sie haben möglicherweise zu verkraften, dass Ihr Partner/Ihre Partnerin sich anders verhält als früher, müssen Aufgaben übernehmen, die früher der Partner/die Partnerin ausgeführt hat usw.

Wir erörtern dazu in diesem Kapitel typische Fragestellungen von Angehörigen und möchten damit dazu beitragen, dass auch Sie die neue Situation psychisch gesund bestehen.

Bad Oeynhausen, Hamburg,
im Frühjahr 2014

Angela Luppen
Harlich H. Stavemann

1 Was ist bloß passiert?

Alle neurologischen Erkrankungen, mit denen wir uns in diesem Buch beschäftigen, haben eines gemeinsam: Sie betreffen in mehr oder weniger intensivem Ausmaß die Funktionsfähigkeit des Gehirns. Schauen wir zunächst, was das bedeuten kann.

1.1 Das Gehirn

Das Gehirn ist die Kommandozentrale des Körpers, hier kommen alle Informationen an, die über die verschiedenen Sinnesorgane aus der Umwelt oder aus dem eigenen Körper aufgenommen werden. Hier werden sie weiterverarbeitet und führen zu entsprechenden Reaktionen, wie zum Beispiel zur Flucht vor einer Gefahr oder zum Lachen über einen Witz.

Das Gehirn ist unter anderem zuständig für unser Denken, unser Gefühlsleben und für unser Verhalten. Ein Großteil der Hirntätigkeit bezieht sich auch auf Vorgänge, die unbewusst ablaufen, wie zum Beispiel die Regulierung unseres Stoffwechsels und der Herzschlagfrequenz.

Um diese vielfältigen Aufgaben bewältigen zu können, ist das Gehirn mit seinen 100 Milliarden Nervenzellen darauf angewiesen, jederzeit mit ausreichend Sauerstoff versorgt zu werden. Hierfür sind eine ungestörte Sauerstoffzufuhr durch die Atmung und ein funktionierender Kreislauf, also ein reibungsloser Transport des Sauerstoffs zum Gehirn über das Blut, notwendig.

Bei einem Kreislaufstillstand, wie er zum Beispiel im Rahmen eines Herzinfarkts vorkommen kann, kann kein Sauerstoff über das Blut zum Gehirn transportiert werden. Schon nach wenigen Minuten kommt es dann zu einem Sauerstoffmangel und in der

Folge zum Absterben von Gehirnzellen. Je mehr Gehirnzellen dabei absterben, umso größer sind die Konsequenzen in Form von Ausfallerscheinungen. Diese können sich zum Beispiel in Gedächtnis-, Sprach- oder Bewegungsstörungen zeigen oder auch in Wesensveränderungen.

Mögliche Beeinträchtigungen bei Hirnschädigungen

Bei jeder Erkrankung oder Verletzung des Gehirns kann es zu typischen Beeinträchtigungen kommen:

- Halbseitenlähmung des Arms, des Beins (Fachbegriff → Hemiparese) oder des Gesichts (Fachbegriff → Facialisparese)
- Störungen der Bewegungsabläufe (Fachbegriff → Apraxie)
- Empfindungsstörungen (zum Beispiel Kribbeln in klar umgrenzten Körperpartien, Fachbegriff → Sensibilitätsstörung)
- Sprach- und Sprechstörungen (Fachbegriffe → Aphasie, → Dysarthrie)
- Schluckstörungen (Fachbegriff → Dysphagie)
- Dreh- oder Schwank-Schwindel, verbunden mit Übelkeit und Erbrechen
- Sehstörungen (zum Beispiel Doppelbilder oder Gesichtsfeldeinschränkungen, Fachbegriffe → Diplopie, → Hemi- und Quadrantenanopsie)
- Einschränkungen der geistigen Leistungsfähigkeit in den Bereichen Aufmerksamkeit, Lernen und Gedächtnis, Wahrnehmung/räumliche Leistungen, Denken, Planen und Handeln
- psychische Veränderungen (zum Beispiel Fachbegriff → Depressionen)

1.2 Häufige Erkrankungen des Gehirns

Nachfolgend betrachten wir die häufigsten Schädigungen des Gehirns, die zu neurologischen Störungen führen und die oben aufgeführten Konsequenzen nach sich ziehen können.

1.2.1 Schlaganfall

Beim Schlaganfall führen plötzlich auftretende Durchblutungsstörungen im Gehirn zu einem Sauerstoffmangel in den Nervenzellen. Es gibt verschiedene Formen von Schlaganfällen.

Hirninfarkt. Am häufigsten, in ca. 80 Prozent der Fälle, sind es Hirninfarkte, bei denen die Adern, die das mit Sauerstoff angereicherte Blut transportieren, verengt sind oder sich ganz verschließen. So kann das Blut nicht mehr zu bestimmten Hirnregionen gelangen. Die Nervenzellen dieser Hirnregion werden nicht mehr ausreichend mit Sauerstoff versorgt, können deshalb nicht mehr reibungslos funktionieren und beginnen abzusterben.

Abhängig davon, welche Hirnregion nicht versorgt wird, führt dies zu ganz typischen Ausfallerscheinungen (siehe obige Übersicht S. 12).

Hirnblutung. Seltener kommt es zu Hirnblutungen, weil ein Blutgefäß im Gehirn einreißt oder platzt und Blut ins umliegende Hirngewebe sickert. Dadurch erhöht sich einerseits der Druck im Schädel und andererseits werden bestimmte Hirnregionen nicht mehr richtig mit Blut versorgt, weil ja die geplatzte Ader nicht mehr ihre ursprüngliche Aufgabe erfüllen kann. Auch hier können in den betroffenen Hirnregionen dann Nervenzellen ihre Funktion nicht mehr reibungslos erfüllen und beginnen, wegen mangelnder Sauerstoffversorgung abzusterben.

! Das bedeutet: Schlaganfälle sind Notfälle!
Um die Chance auf eine komplette Genesung zu erhöhen und den im Gehirn verursachten Schaden möglichst gering zu halten, sollten die medizinische Untersuchung und Behandlung des Betroffenen zügig beginnen.

Vorgehen bei Schlaganfällen

In manchen Krankenhäusern gibt es Stationen, die auf die Behandlung von Schlaganfällen spezialisiert sind (Fachbegriff → Stroke-Unit).

Zunächst geht es darum, die Atmung und einen ausreichenden Sauerstoffgehalt im Blut zu gewährleisten.

Der direkte Nachweis des Schlaganfalls erfolgt über eine → Computertomographie (CT) oder Kernspintomographie (Fachbegriff → Magnetresonanztomographie [MRT]) des Kopfes.

Bildhafter Nachweis von Schlaganfällen

→ **Computertomographie (CT).** Eine Computertomographie liefert Schichtaufnahmen des Kopfes, die mithilfe von Röntgenstrahlen und eines Computertomographen erstellt werden. Ein Computertomograph ist ein röhrenförmiges Gerät, in das der Betroffene auf einer speziellen Liege hineingeschoben wird. Die einzelnen Aufnahmen gibt das Gerät an einen Computer weiter, der sie auswertet und als Bild anzeigt. Um die Organe und Blutgefäße besser darzustellen, kann der untersuchende Arzt ein Kontrastmittel spritzen.

→ **Magnetresonanztomographie (MRT).** Die Magnetresonanztomographie kommt ohne Röntgenstrahlen aus. Auch mit der MRT kann man Schnittbilder des menschlichen Körpers erzeugen. Der Betroffene wird auf einer Liege in eine Röhre hineingeschoben, die von einem starken Magnetfeld um- ▶

schlossen wird. Die physikalischen Grundlagen dieses Verfahrens sind für den Laien sehr kompliziert und werden daher an dieser Stelle nicht im Einzelnen erläutert. Auch bei dieser Untersuchungsmethode wird ein Kontrastmittel gespritzt. Es gelangt über das Blut in den ganzen Körper. In den Schichtaufnahmen ist es wegen seiner helleren Farbe gut zu erkennen. So ist es möglich, Blutgefäße vom umliegenden Gewebe abzugrenzen. Das Kontrastmittel sammelt sich oft vermehrt in Tumoren. Diese kann man auf den Aufnahmen dann gut erkennen. Häufig eingesetzt wird die MRT beim Verdacht auf Entzündungen, Geschwulste oder Verletzungen am Gewebe.

Behandlung des Schlaganfalls

Auf den durch diese Untersuchungsmethoden erstellten Bildern des Gehirns kann der Arzt genau sehen, wo der Schlaganfall passiert und wie groß das geschädigte Gebiet ist.

Sollte eine Ader teilweise oder ganz durch ein Blutgerinsel verstopft sein, kann dieses durch ein Medikament, das in den Blutkreislauf gespritzt wird, aufgelöst werden (Fachbegriff → Lysetherapie). Diese Therapie ist nur innerhalb der ersten Stunden nach dem Hirninfarkt möglich und in der Regel nur durch Spezialisten durchführbar.

Bei Hirnblutungen wird operiert, wenn der Druck im Schädel zu sehr steigt. Wenn möglich, wird die Blutungsquelle durch verschiedene Operationstechniken verschlossen.

Außerdem geht es auch immer darum, einen weiteren Schlaganfall zu verhindern. Deshalb wird im Krankenhaus nach Risikofaktoren gesucht: In Frage kommen zum Beispiel Bluthochdruck, Herzrhythmusstörungen, verengte Arterien (das sind die Adern, die das mit Sauerstoff angereicherte Blut transportieren) im Hals oder Kopf, Herzfehler, Veränderungen der Gefäßwände, Diabetes mellitus (»Zuckerkrankheit«).

Doppler-Sonographie. Mit Hilfe einer Ultraschalluntersuchung der Adern (Doppler-Sonographie) kann der Arzt untersuchen, ob die Gefäße im Hals oder Gehirn verengt sind. Die Doppler-Sonographie ist eine spezielle Ultraschall-Untersuchung, mit der die Fließgeschwindigkeit des Blutes in den Gefäßen gemessen wird. So lassen sich Gefäßverengungen entdecken.

Wird eine Ursache für den Schlaganfall gefunden, kann diese entsprechend behandelt werden, zum Beispiel indem der Betroffene einen »Blutverdünner« einnimmt. Häufig findet man aber auch keinen konkreten Auslöser des Schlaganfalls.

1.2.2 Schädel-Hirn-Trauma (SHT)

Ein Schädel-Hirn-Trauma wird durch äußere Gewalteinwirkung auf den Schädel herbeigeführt, etwa durch einen Sturz oder einen Verkehrsunfall. Durch diese Gewalteinwirkung prallt das Gehirn gegen die Innenseite des Schädels. An dieser Aufprallstelle und an der genau gegenüberliegenden Seite entstehen Hirnprellungen (Fachbegriff → Kontusionen), die sich auch bei der Untersuchung mit den oben beschriebenen bildgebenden Verfahren CT und MRT zeigen.

Folgen des Schädel-Hirn-Traumas

Wenn dabei Adern verletzt werden, treten an einzelnen Stellen Blutungen auf. Stoffwechselprodukte, die weitere Hirnsubstanz schädigen können, werden freigesetzt. Neben diesen klar umgrenzten Verletzungen können auch ungeordnete, nicht scharf begrenzte Verletzungen von Nervenfasern im Inneren des gesamten Gehirns auftreten. Man spricht dann von diffusen Schädigungen. Die Verletzungen sind nur leicht und fast nicht sichtbar, aber über das gesamte Gehirn verteilt. Sie entstehen dadurch, dass beim Aufprall des Kopfes Rotations- und Beschleunigungskräfte entstehen, die dazu führen, dass einzelne Teile des Gehirns gegeneinander rotieren. So kommt es zu Zerreißungsverletzungen. Diese Art von Verletzung kann man in der CT in der Regel nicht erkennen. Hierfür ist eine MRT notwendig.

Eine häufige Komplikation, die meist erst nach einigen Stunden auftritt, ist das Anschwellen des Gehirns. Das ist deshalb gefährlich, weil das Gehirn aufgrund des knöchernen Schädels keinen Platz hat, sich auszudehnen. Durch die Raumverengung im Kopf entsteht ein erhöhter Druck. Dies führt zu einer Verschlechterung der Durchblutung und damit der Sauerstoffversorgung des Gehirns, weil die Nervenzellen und die Adern zusammengepresst werden. In solchen Fällen entscheiden sich die Ärzte häufig, ein Stück der Schädeldecke (vorübergehend) zu entfernen, um ein lebensbedrohliches Ansteigen des Hirndrucks zu verhindern.

Bei einem schweren Schädel-Hirn-Trauma liegt der Betroffene meist einige Tage bis Wochen in einer tiefen Bewusstlosigkeit, aus der er dann nicht erweckbar ist (Fachbegriff → Koma).

Behandlung des Schädel-Hirn-Traumas

Die eigentlichen Verletzungen durch das Schädel-Hirn-Trauma sind zunächst nicht behandelbar. Vielmehr geht es darum, Komplikationen zu vermeiden. Deshalb muss der Betroffene genauestens auf der Intensivstation überwacht werden. Der Kreislauf muss stabilisiert werden und es kann notwendig sein, den Betroffenen zu beatmen. Der Hirndruck wird beobachtet, um im Notfall eine Operation zum Druckabbau vorzunehmen.

1.2.3 Hirntumor

Hirntumore sind Geschwulste oder Gewebswucherungen innerhalb des Schädels. Sie können von unterschiedlichen Gewebearten im Schädelinneren, zum Beispiel von den Hirnhäuten ausgehen. Entsprechend gibt es sehr viele verschiedene Arten von Hirntumoren. Sie bleiben oft über lange Zeit unbemerkt, weil sie keine oder keine typischen Symptome hervorrufen.

Folgen von Hirntumoren

Der Hirntumor nimmt im Schädel (zusätzlich zum Gehirn) Platz weg und verdrängt Teile des Gehirns. Hierdurch erhöht sich der Druck innerhalb des Schädels, weil der Schädelknochen nicht nachgeben kann. Etwa die Hälfte der Betroffenen mit einem Hirntumor klagen über Kopfschmerzen beim Bücken, Aufrichten oder Pressen. Diese Kopfschmerzen entstehen dadurch, dass der Druck im Gehirn noch weiter verstärkt wird.

Kopfschmerzen sind aber *kein* typischer Hinweis auf einen Hirntumor. Sie können aus den unterschiedlichsten Gründen auftreten und in den allerseltensten Fällen ist die Ursache ein Hirntumor!

Das wichtigste Frühsymptom bei Hirntumoren sind epileptische Anfälle (→ Fachbegriff). Jeder dritte Hirntumor-Betroffene bekommt solche Anfälle. Tritt im Erwachsenenalter zum ersten Mal ein epileptischer Anfall auf, so ist ein Hirntumor die häufigste Ursache. Es kann aber auch zu Veränderungen im Verhalten oder im Wesen des Betroffenen kommen. Manche Betroffene zeigen kein Interesse mehr an Dingen, die sie sonst interessiert haben. Sie sind antriebslos und wirken abgestumpft oder reagieren schnell gereizt und aggressiv. Irgendwann im späteren Verlauf kommt es zu typischen Symptomen, die auf eine Erkrankung des Gehirns hinweisen, wie beispielsweise Gangunsicherheit, Gleichgewichtsstörungen, Lähmungen, Sehstörungen, Sprachstörungen, räumliche Orientierungsstörungen, Verlangsamung, Schläfrigkeit.

Behandlung von Hirntumoren

Ist der Tumor gut zugänglich, das heißt, befindet er sich an einer Stelle im Gehirn, wo durch eine Operation keine größeren

Ausfallerscheinungen zu erwarten sind, empfehlen die meisten Ärzte, den gesamten Tumor chirurgisch zu entfernen. Wenn das nicht möglich ist, kann es auch sinnvoll sein, lediglich Teile des Tumors operativ zu entfernen. Das Ziel solcher Operationen ist eine Linderung der Symptome und eine Verbesserung der Lebensqualität des Betroffenen.

Meistens wird für die Operation der Schädel geöffnet (Fachbegriff → Kraniotomie): Ein Teil des Schädelknochens wird entfernt, um das Operationsfeld freizulegen und den Chirurgen den nötigen Platz für die teilweise oder vollständige Entfernung des Tumors zu verschaffen. Anschließend wird das Knochenstück ersetzt.

Manchmal reicht es auch aus, statt der Öffnung des Schädels nur ein kleines Loch in die Schädeldecke zu bohren, um Instrumente ins Gehirn einzuführen. Oder es wird über die Nase ein Zugang zum Gehirn hergestellt.

Oft wird die Operation mit Bestrahlung und Chemotherapie kombiniert.

1.2.4 Multiple Sklerose (MS)

Die Multiple Sklerose (MS) ist eine der häufigsten organischen (= körperlich bedingten) Nervenkrankheiten. Sie beginnt typischerweise zwischen dem 20. und 40. Lebensjahr; es gibt aber auch Neuerkrankungen bei jüngeren Menschen oder Menschen zwischen 40 und 60 Jahren. Frauen erkranken etwa im Verhältnis 3 : 2 häufiger als Männer. Die Multiple Sklerose ist eine Entmarkungskrankheit: Die Nervenbahnen im zentralen Nervensystem sind von Markscheiden umgeben, um Informationen schneller weiterleiten zu können. Die Nervenbahnen sind vergleichbar mit Nachrichtenkabeln, die Markscheiden mit Isoliermaterial. Bei der Multiplen Sklerose wird dieses Isoliermaterial an den verschiedensten Stellen im Körper durch Entzündungen angegriffen. Man nennt diese Stellen »Herde«.

Folgen der Multiplen Sklerose

Durch die Entzündungsherde kommt es zu einer Unterbrechung der zügigen Weiterleitung von Nervenimpulsen, was ganz unterschiedliche Symptome auslöst, je nachdem, wo die Weiterleitung unterbrochen wird. Die Herde können sich völlig zurückbilden. Es kann aber auch sein, dass die Markscheiden dauerhaft vernarben. Dann kommt es zu einer → Sklerose.

Es gibt keine feststehende Entwicklung der Symptome, vielmehr kann der Verlauf der Multiplen Sklerose sehr unterschiedlich sein. Man unterscheidet zwei Verlaufsformen: »schubweise« oder »chronisch-progredient« (progredient = voranschreitend).

Schubweiser Verlauf. Beim schubweisen Verlauf bilden sich innerhalb von wenigen Tagen Symptome, die über Tage bis Wochen bestehen bleiben, sich dann aber wieder (manchmal unvollständig) zurückbilden. Die Abstände zwischen den Schüben betragen mehrere Monate oder Jahre.

Chronisch-progredienter Verlauf. Beim chronisch-progredienten Verlauf gibt es schubartige Verschlimmerungen, es kommt aber *nicht* zwischen den Schüben zu einer (teilweisen) Erholung der beeinträchtigten Funktionen.

Typische Funktionsstörungen sind Augenmuskellähmungen mit Doppelbildern oder Entzündungen des Sehnervs (Fachbegriff → Optikusneuritis), die dazu führen, dass man vorübergehend wie durch einen Schleier sieht. Gelegentlich kommt es zu Blickbewegungsstörungen. Es können Lähmungen oder Beeinträchtigungen der Feinmotorik, Steifigkeit des Ganges, allgemeine Mattigkeit und rasche Ermüdbarkeit (Fachbegriff → Fatigue-Syndrom), Missempfindungen wie zum Beispiel Taubheit, Pelzigkeit, oder Kribbeln in Händen und Füßen auftreten. Häufig kommt es auch zu Blasenstörungen.

All diese Symptome können auch bei anderen Erkrankungen auftreten und sind daher *nicht spezifisch für die Multiple Sklerose.*

Die Entmarkung kann auch das Gehirn betreffen und dann ähnliche Symptome verursachen wie die bisher beschriebenen Hirnerkrankungen.

Behandlung der Multiplen Sklerose

Die Ursachen der Multiplen Sklerose sind bisher nicht vollständig geklärt. Daher gibt es auch noch keine Therapie, die die Ursachen bekämpft und damit heilend ist. Dennoch sind sich die Mediziner einig darüber, dass möglichst zügig eine medikamentöse Therapie begonnen werden sollte, um den Krankheitsverlauf günstig zu beeinflussen. Grundsätzlich werden zwei medikamentöse Therapieformen unterschieden, die in der Regel miteinander kombiniert werden:

- **Schubtherapie.** Im akuten Schub werden in der Regel über wenige Tage Infusionen mit hochdosierten Kortikosteroiden (das sind künstlich hergestellte Kortisonpräparate) gegeben. Diese »Stoßtherapie« führt dazu, dass die Entzündung eingedämmt wird.
  Die Schubtherapie hat *keinen* Einfluss auf den langfristigen Verlauf der MS-Erkrankung.
- **Langzeittherapie.** Mit Hilfe sogenannter »Immunmodulatoren« soll das fehlgeleitete Immunsystem reguliert werden. Man nennt diese Therapieform daher auch »immunmodulatorische Basistherapie«. Durch diese Präparate (z. B. Interferone) wird die Ausschüttung bestimmter entzündungsfördernder Botenstoffe gedrosselt. Dies führt dazu, dass die Bildung weiterer Entzündungsreaktionen im Gehirn gehemmt wird. Es treten weniger Schübe auf, wodurch das Fortschreiten der Erkrankung verlangsamt wird.
  Betroffene reagieren sehr unterschiedlich auf einzelne Medikamente. Daher ist es wichtig, zusammen mit dem behandeln-

den Neurologen auf den einzelnen Betroffenen abgestimmte Therapiestrategien zu entwickeln.

Symptomatische Therapie. Im Rahmen der symptomatischen Therapie sollen verschiedene Beschwerden (Symptome) gelindert werden. Bei eingeschränkter Gehfähigkeit ist möglicherweise eine krankengymnastische Behandlung sinnvoll, bei Gedächtnisstörungen die Vorstellung bei einem Neuropsychologen usw. So vielfältig wie die Symptome der Multiplen Sklerose sind auch die Behandlungsmethoden (siehe hierzu genauer Kapitel 2).

1.2.5 Entzündungen des Gehirns

Die Ursache für Entzündungen des Gehirns sind in den allermeisten Fällen Infektionen mit Viren (zum Beispiel Herpes- oder Grippeviren), in selteneren Fällen Infektionen mit Bakterien (zum Beispiel Staphylokokken oder Streptokokken) oder Parasiten (zum Beispiel Pilze).

Folgen von Entzündungen des Gehirns

Die Betroffenen leiden unter grippeähnlichen Symptomen, wie Kopfschmerzen, Fieber und Mattigkeit. Hinzu kommen, je nachdem welche Hirnregionen betroffen sind, die oben schon beschriebenen neurologischen Ausfälle wie Sprach- oder Sehstörungen, Lähmungen, Bewusstseinsstörungen.

Behandlung von Entzündungen des Gehirns

Die Ärzte sind bemüht, möglichst schnell herauszufinden, welcher Erreger die Entzündung verursacht hat, um den Betroffenen gezielt medikamentös behandeln zu können. Hierzu werden Blut und Gehirnflüssigkeit (Liquor) untersucht. Virusinfektionen werden medikamentös mit »Virustatika«, bakterielle Infektionen mit Antibiotika behandelt. Wenn der Keim nicht eindeutig bestimmt werden kann, bekommt der Betroffene eine Kombination dieser Medikamente.

In den meisten Fällen erholen sich die Betroffenen innerhalb weniger Wochen wieder vollständig. In seltenen Fällen können dauerhafte Schädigungen des Gehirns entstehen, die dann ähnlich behandelt werden, wie zum Beispiel die Schäden nach einem Schlaganfall.

2 Bleibt das jetzt so? Möglichkeiten der Genesung und der Therapie

Nach der Akutbehandlung im Krankenhaus stellen sich Betroffenen in der Regel zwei wesentliche Fragen:

- »Wie kann ich das Risiko einer erneuten Erkrankung oder einer schnellen Verschlechterung meines Zustands gering halten?«
  Mit dieser Frage beschäftigen wir uns in den Kapiteln 3, 5, 6 und 7.
- »Welche Therapiemöglichkeiten gibt es zur Verbesserung der (Rest-)Defizite?«
  Dieser Frage gehen wir jetzt nach.

In der Regel ist nach einem der in Kapitel 1 beschriebenen Vorfälle eine neurologische Rehabilitationsbehandlung angezeigt. Das Ziel der Reha besteht darin, den Betroffenen die Rückkehr in ihr gewohntes privates Umfeld (Wohnung, Familie, Freundeskreis, Hobbys) und eventuell auch in den alten Beruf zu ermöglichen.

2.1 Neurologische Rehabilitation in Kliniken

Es gibt die Möglichkeit einer »stationären medizinischen Rehabilitationsmaßnahme«. Das heißt, man lebt für einige Wochen in einer Reha-Klinik und erhält in verschiedenen Abteilungen Einzel- und Gruppentherapien.

Inhalte der Reha

Der Schwerpunkt kann darin liegen, die Bewegungsfähigkeit wieder zu erlangen. Dazu erhält man zum Beispiel Krankengymnastik.

Oder man lernt in der Ergotherapie, sich trotz der Halbseitenlähmung allein zu waschen und anzuziehen, sich Mahlzeiten zuzubereiten und Hilfsmittel wie zum Beispiel einen Rollstuhl oder Badewannenlifter zu benutzen.

Bestehen Einschränkungen der geistigen Leistungsfähigkeit wie zum Beispiel Konzentrations- und Gedächtnisstörungen oder psychische Beeinträchtigungen wie etwa depressive Verstimmungen oder Ängste, erhält man eine neuropsychologische Behandlung.

In der Sprachtherapie kümmert man sich um die Verbesserung von Sprechen und Verstehen, Lesen und Schreiben sowie um eine verständliche Aussprache.

In der Sporttherapie geht es um den Aufbau verlorengegangener körperlicher Fitness.

Natürlich werden die Therapien dieser verschiedenen Fachrichtungen auch miteinander kombiniert und an die Bedürfnisse der einzelnen Betroffenen angepasst.

Ziele der Reha

Im Rahmen dieser Therapien sollen einerseits Funktionseinschränkungen wie zum Beispiel eine Halbseitenlähmung gebessert werden. Andererseits kann es aber auch darum gehen, mit den verbleibenden Einschränkungen im Alltag besser zurechtzukommen.

Weiterhin werden die Betroffenen dazu angeleitet, ein »gesünderes« Leben zu führen. Dazu sollen sie zum Beispiel ihre Ernährung umstellen oder regelmäßig Sport treiben.

Therapiemöglichkeiten in der neurologischen Reha-Klinik

Physiotherapie (Krankengymnastik) hat das Ziel, die größtmögliche Bewegungs- und Funktionsfähigkeit des Körpers wiederherzustellen.

Ergotherapie hat das Ziel, für die Betroffenen eine größtmögliche Teilhabe am Alltag zu ermöglichen. Das geschieht durch

- alltagsorientiertes Training wie Nahrungszubereitung, Körperhygiene, Ankleiden, Haushaltsführung, Einkaufen trotz gesundheitlicher Einschränkungen wie zum Beispiel bei Halbseitenlähmungen,
- gezieltes Training feinmotorischer Handlungen wie zum Beispiel Schreibtraining,
- Training zur Förderung der Sensibilität (»Fingerspitzengefühl«) der Haut,
- Hilfsmittelberatungen und -anpassungen wie zum Beispiel bei Gehschienen und Rollstühlen.

Sprachtherapie hat das Ziel, folgende Beeinträchtigungen zu behandeln:

- Störungen der Sprache aufgrund einer neurologischen Erkrankung; diese können Sprechen, Verstehen, Schreiben und Lesen betreffen. Zum Beispiel kann man bestimmte Dinge nicht benennen, sucht nach Worten, versteht nicht, was der andere von einem möchte (Fachbegriff → Aphasie).
- Störungen des Sprechens aufgrund einer neurologischen Erkrankung. Man weiß zum Beispiel genau, was man sagen möchte, die Steuerung und Ausführung der Sprechbewegungen ist aber eingeschränkt. Man bekommt die Worte nicht so über die Lippen, wie man es eigentlich möchte. Die Sprache klingt unartikuliert und verwaschen (Fachbegriff → Dysarthrie).
- Stimmstörungen, bei denen der normale Stimmklang gestört ist, zum Beispiel durch eine Lähmung der Stimmbänder. Die

Stimme klingt zum Beispiel rau, knarrend, belegt, schwach (Fachbegriff → Dysphonie).

- Schluckstörungen, bei denen der normale Schluckvorgang beeinträchtigt ist, sodass man sich häufig verschluckt, ein Kloßgefühl im Hals hat oder das Kauen und Transportieren der Nahrung beim Essen gestört ist (Fachbegriff → Dysphagie).
- Lähmungen der Gesichts-, Mund- oder Zungenmuskulatur (Fachbegriff → Facialisparese).

Neuropsychologie hat das Ziel, die Leistungen, die das Denken betreffen, zu überprüfen und, wenn nötig, zu behandeln. Hierzu zählen:

- Aufmerksamkeit
- Lernen und Gedächtnis
- Wahrnehmung, räumliche Leistungen
- vorausschauendes Denken, Planen und Handeln

Wenn sich Einschränkungen in diesen Bereichen zeigen, gibt es verschiedene Therapieansätze:

Manche Betroffene erhalten eine Therapie zur Verbesserung der Leistungsstörungen selbst. Dann spricht man von Funktionstherapie oder »restitutiver« Therapie (restitutiv = wiederherstellend).

Möglicherweise zielt die Therapie aber auch auf einen Ausgleich der Leistungseinschränkungen ab. Das nennt man »kompensatorische« Therapie (kompensatorisch = ausgleichend).

Schließlich gibt es noch die »integrative« Therapie (integrativ = eine Wiedereingliederung herbeiführend). Integrative Therapieanteile zielen darauf ab, den Betroffenen in seinen sozialen Lebensbereich und sein schulisches oder berufliches Umfeld wieder einzugliedern. Dazu gehören Maßnahmen mit dem Ziel, das Geschehene zu verarbeiten. Die Neuropsychologen in der Reha-Klinik unterstützen bei der Krankheitsbewältigung und dem Umgang mit der veränderten Lebenssituation. Insbesondere dieser Bereich wird in diesem Buch vertiefend dargestellt.

Beispiel

Restitutive Therapie in der Neuropsychologie

Ein Beispiel für restitutive Therapie ist ein stimulierendes (stimulierend = anregend, belebend) und aktivierendes Training der Reaktionsschnelligkeit am Computer. So etwas hilft zum Beispiel, wenn man nur langsam auf Reize aus der Umgebung reagieren kann.

Kompensatorische Therapie in der Neuropsychologie

Ein Beispiel für kompensatorische Therapie ist die Behandlung von Betroffenen mit Gedächtnisstörungen. Diese werden darin angeleitet, externe (extern = von außen kommend) Hilfsmittel einzusetzen: Zum Beispiel lernt man, Tagebuch zu schreiben, systematisch einen Terminkalender zu führen, die Erinnerungsfunktion des Handys zu nutzen oder Checklisten anzulegen. Dies alles führt zwar nicht zu einer Verbesserung der Gedächtnisleistung selbst. Aber es unterstützt dabei, im Alltag zurechtzukommen, obwohl das Gedächtnis nicht mehr so gut ist, wie vor der Erkrankung.

Ein weiteres Beispiel für eine auf den Ausgleich angelegte Therapie ist die Behandlung von Betroffenen mit Gesichtsfeldeinbußen. Diese Betroffenen haben »blinde Flecken«, die sich mit bewegen, wenn die Augen sich bewegen. Manchmal fehlt eine ganze Hälfte des Gesichtsfelds (Fachbegriff → homonyme Hemianopsie), manchmal ein Viertel des Gesichtsfelds (entweder links unten, links oben, rechts unten oder rechts oben; Fachbegriff → Quadrantenanopsie). Homonym bedeutet: »beide Augen in gleicher Weise betreffend«. Nicht das Sehen an sich ist gestört, sondern die Weiterverarbeitung der über die Augen gewonnenen Informationen im Gehirn. Aufgrund dieser Gesichtsfeldeinbußen fällt es den Betroffenen schwer, sich einen Überblick zu verschaffen, sich zu orientieren ▶

oder zu lesen. Sie werden darin angeleitet, den Fehlbereich im Gesichtsfeld durch sogenannte Explorationsstrategien (zum Beispiel vermehrte Blickbewegungen in das »blinde« Feld und Suchbewegungen der Augen) zu ersetzen. Diese Behandlungsverfahren werden dann schrittweise mit alltäglichen Aufgaben (zum Beispiel Zeitung lesen, sich im Haus orientieren) kombiniert. So gelingt es allmählich, den Ausfall im Alltag routiniert auszugleichen.

Schließlich kann die Kompensation auch darin bestehen, den Alltag selbst zu verändern. Jemand mit Konzentrationsstörungen, der früher bei allen Tätigkeiten das Radio laufen ließ, kann dies nun sein lassen und sich zum konzentrierten Arbeiten zurückziehen. Oder jemand, dessen Daueraufmerksamkeit eingeschränkt ist, kann lernen, vermehrt Pausen einzulegen.

Sporttherapie verfolgt das Ziel, Kraft (Muskelaufbau), Ausdauer, Koordination und Beweglichkeit zu verbessern. Außerdem wird man über die Zusammenhänge zwischen Sport und Gesundheit informiert.

Physikalische Therapie enthält Verfahren, die auf physikalischen Methoden wie zum Beispiel Wärme, Kälte, Licht oder elektrischen Reizen beruhen. Hierzu gehören unter anderem Massagen, Fango, Kneipp-Therapie und Wannenbäder. Die Therapieziele sind dabei vielfältig. Häufig geht es um Schmerzbekämpfung, Verbesserung der Beweglichkeit, Belastbarkeit und Muskelkraft, Verbesserung der Durchblutung und der Reaktionsfähigkeit von Muskeln und Nerven.

Ernährungsberatung hat das Ziel, in Vorträgen und Einzelberatungen über gesunde und vollwertige Kost zu informieren. Dies ist sinnvoll, da Ernährung (ähnlich wie körperliche Bewegung) auf den Körper einwirkt und die im Körper ablaufenden Prozesse beeinflusst. Eine ausgewogene Ernährung mit viel Obst und Gemüse verringert zum Beispiel das Risiko, erneut einen Schlaganfall zu erleiden.

Sozialdienst oder Reha-Beratung verfolgt das Ziel, eine Beratung zu sozialen, beruflichen und finanziellen Fragen zu ermöglichen. Hierzu gehören zum Beispiel Fragen zu Anträgen aus den Bereichen Schwerbehinderung und Rentenversicherung, stufenweise Wiedereingliederung, finanzielle Absicherung während der Reha-Maßnahme, Haushaltshilfe, Übergangsgeld und Pflegeleistungen.

Teilstationäre Reha. Alle oben genannten Therapien kann man auch in einer »teilstationären« Reha-Maßnahme bekommen. Das bedeutet, dass man morgens die Reha-Klinik aufsucht, sie am späten Nachmittag wieder verlässt und die Nacht zu Hause verbringt.

Diese Form der Reha ist aber nur dann sinnvoll, wenn zu Hause jemand ist, der alle Aufgaben im Haushalt übernimmt (Einkauf, Zubereiten von Mahlzeiten, Wäsche waschen etc.). Nur so wird es dem Betroffenen ermöglicht, sich abends zu entspannen und Kräfte für den nächsten Therapietag zu sammeln.

Wer zahlt die Reha in der Klinik?

Die Kosten für die Reha übernimmt bei Rentnern die Krankenkasse. Die Behandlung heißt hier »Anschlussrehabilitation«. Bei berufstätigen Betroffenen zahlt in der Regel die Rentenversicherung. Hier heißt es »Anschlussheilbehandlung«.

Die Empfehlung für eine Reha-Behandlung erfolgt durch den behandelnden Arzt im Krankenhaus. Der Sozialdienst des Krankenhauses unterstützt die Betroffenen bei der Antragstellung.

Es gibt aber auch den Fall, dass ein Betroffener nach eigener Einschätzung eine Reha-Maßnahme benötigt. In einem solchen Fall stellt der Betroffene zusammen mit dem Haus- oder Facharzt einen Antrag auf Rehabilitation. Berufstätige müssen den Antrag beim Rentenversicherungsträger stellen, Rentner stellen den Antrag direkt bei ihrer Krankenkasse.

Bei Arbeitsunfällen und Berufskrankheiten gelten besondere versicherungsrechtliche Grundsätze. Bei Arbeits- oder Wegeunfällen ist in der Regel die gesetzliche Unfallversicherung zuständig, in der jeder Arbeitnehmer durch seinen Arbeitgeber pflichtversichert ist.

2.2 Neurologische Rehabilitation in ambulanten Praxen

Im Anschluss an die Reha besteht die Möglichkeit, einzelne Therapien ambulant (das heißt in Praxen der einzelnen Berufsgruppen) fortzusetzen. Für die Physiotherapie/Krankengymnastik, Sprachtherapie und Ergotherapie stellt der behandelnde Arzt ein entsprechendes Rezept aus.

Ambulante Neuropsychologie

Betroffene, die innerhalb der letzten fünf Jahre eine das Gehirn betreffende Erkrankung (zum Beispiel einen Schlaganfall, ein Schädel-Hirn-Trauma oder einen Hirntumor) erlitten haben, können einen Neuropsychologen ohne Rezept (nur mit der Versichertenkarte) aufsuchen. Dabei spielt es keine Rolle, ob der Betroffene schon eine Behandlung in einer Reha-Klinik absolviert hat oder nicht. Der Neuropsychologe hat nun die Möglichkeit, im Rahmen von fünf Sitzungen (Probatorik) eine Diagnostik in den Bereichen

- Lernen und Gedächtnis,
- Aufmerksamkeit,
- Wahrnehmung, räumliche Leistungen,
- Denken, Planen und Handeln,
- Persönlichkeit, Verhalten, Psyche

durchzuführen. Im Anschluss hieran entscheidet er, ob eine neuropsychologische Therapie sinnvoll ist.

Wenn Vorbefunde aus der Reha-Klinik vorliegen, kann diese Prüfphase entsprechend kürzer ausfallen.

Typischerweise werden dem Betroffenen selbst und seinen Angehörigen körperliche und geistige Leistungseinschränkungen erst in ihrem ganzen Ausmaß deutlich, wenn er nach Hause zurückgekehrt ist. Der behandelnde Neuropsychologe kann zu diesem Zeitpunkt eine professionelle psychotherapeutische Begleitung anbieten (siehe unten).

Grundsätzlich setzt sich die neuropsychologische Therapie auch in ambulanten Praxen aus restitutiven, kompensatorischen und integrativen Therapieanteilen (siehe oben) zusammen.

Die Adressen (kassenzugelassener) Neuropsychologen bekommt man bei der Kassenärztlichen Vereinigung (KV) der jeweiligen Region, bei der Gesellschaft für Neuropsychologie (www.gnp.de), den Psychotherapeutenkammern und den Krankenkassen.

Wer zahlt die Reha in der ambulanten Praxis?

Ambulante neurologische Reha wird in der Regel von den gesetzlichen und privaten Krankenversicherungen bezahlt. Weitere Kostenträger können – zum Beispiel bei einem Arbeitsunfall oder einem Verkehrsunfall – auch die gesetzlichen und privaten Unfallversicherungen sowie die Haftpflichtversicherungen der Unfallgegner sein.

3 Akzeptieren, nicht resignieren: Zusätzlicher Belastung durch unrealistische Genesungsziele vorbeugen

In der Regel wird man von neurologischen Erkrankungen »aus heiterem Himmel« getroffen. Von einer Sekunde auf die andere passiert ein schwerer Unfall, der ein Schädel-Hirn-Trauma verursacht, oder es trifft einen »der Schlag«. Bei allen neurologischen Erkrankungen wird meist zügig eine Art »Behandlungsmaschinerie« in Gang gesetzt, die einem wenig Zeit zum Nachdenken gibt.

Schnellstmöglich werden Operationen durchgeführt und mit medikamentösen Behandlungen begonnen. Das Ziel ist die möglichst weitgehende Genesung der Betroffenen.

Dem Schock über die Diagnose folgt die uneingeschränkte Arbeit daran, wieder gesund zu werden. Insbesondere die Phase der Rehabilitation erfordert dabei eine hohe Motivation.

Weit verbreitet ist die Vorstellung, dass man nur hart genug an sich arbeiten müsse, um wieder ganz gesund bzw. »der/die Alte« zu werden. Dies führt immer wieder dazu, dass viele über ihre Belastungsgrenzen hinausgehen und sich kaum Pausen gönnen. Die Idee »Viel hilft viel« führt dabei jedoch manchmal eher zu Rückschritten, weil die Betroffenen sich vollkommen erschöpfen.

Neben dieser nachvollziehbaren körperlichen Erschöpfung besteht zusätzlich die Gefahr einer seelischen Erschöpfung. Um dies nachvollziehen zu können, ist es nützlich, sich mit dem Thema »Ziele« zu befassen.

3.1 Wozu braucht man Ziele?

Ohne Ziel kein Erfolg

Egal, ob wir ein Kleid für die Feier anlässlich der Silberhochzeit der Nachbarn suchen oder gern einen bestimmten Film im Kino anschauen wollen: Ohne Ziele werden wir nicht aktiv. Wozu auch? Erst Ziele geben uns Gründe, aktiv zu werden und uns darauf zuzubewegen. Für obige Ziele werden wir beispielsweise in die Stadt fahren und verschiedene Kleider anprobieren, bevor wir uns für das schönste entscheiden. Oder wir werden in der Zeitung oder im Internet nachsehen, wann der Film in welchem Kino läuft. Wir werden uns darum kümmern, mit wem zusammen wir den Film anschauen möchten und wie wir zum Kino kommen. Das alles tun wir, um die von uns selbst gesteckten Ziele zu erreichen. Wenn uns das gelungen ist, haben wir Erfolg. Dieser Zustand wird normalerweise – zumindest kurzfristig – als positiv empfunden und geht mit mehr oder weniger ausgeprägter Zufriedenheit einher.

Andererseits gilt aber auch: Hat jemand kein Ziel, ist auch kein Erfolg möglich, denn woran sollte der dann zu messen sein?

Ziele können sehr unterschiedlich sein. Die wichtigste Unterscheidung ist die in Ober- oder Lebensziele und in Unter- oder Etappenziele.

Ober- und Lebensziele sind langfristiger Natur und beschreiben das, was jemand dauerhaft oder über einen längeren Zeitraum hinweg verfolgen will. Solche Ziele sind häufig strategisch geplant und in Etappenziele unterteilt. Beispiele sind das Gründen einer Familie, das Erreichen einer bestimmten beruflichen Position oder eine Partnerschaft dauerhaft zu führen.

Unter- und Etappenziele orientieren sich an unseren Ober- und Lebenszielen. Sie helfen uns dabei, unseren Oberzielen näher zu kommen. Wer zum Beispiel eine Familie gründen möchte, sucht in der Regel zunächst nach einem geeigneten Partner; wer ein

Eigenheim bauen möchte, schließt vielleicht einen Bausparvertrag ab.

Das ist so wie bei einer mehrtägigen Wanderung. Wenn jemand von Hamburg nach Berlin wandern und zu einem bestimmten Zeitpunkt dort sein möchte, dann wird er dazu sinnvollerweise Teilstrecken planen, die er jeden Tag schaffen kann, um pünktlich in Berlin anzukommen. Diese Etappenziele sollten so gewählt sein, dass sie den Wanderer dem Endziel »Berlin« auch tatsächlich näher bringen, statt vom eigentlichen Weg abzulenken. Bremen wäre vielleicht auch ein reizvolles Ziel, liegt aber nicht auf dem »richtigen« Weg.

Selbstverständlich sollten die Etappenziele so gewählt sein, dass sie den Wanderer nicht überfordern. Ein ungeübter Mensch, der ca. 15 km pro Tag schafft, sollte sich auch nicht mehr vornehmen. Tut er es doch und wandert er zum Beispiel an den ersten drei Tagen jeweils 25 km, wird er wahrscheinlich am vierten Tag entnervt, mit Muskelkater und Blasen an den Füßen aufgeben. In diesem Fall verfehlt er sein eigentliches Ziel, weil er die Zwischenziele zu hoch gesteckt hat. Auf den Erfolg und die Freude, das Endziel zu erreichen, wird er verzichten müssen.

Hätte er hingegen seine Etappenziele so gesetzt, dass er eine realistische Chance hat, diese zu erreichen, hätte er sich jeden Abend über ein erreichtes Zwischenziel freuen können. Und schließlich hätte er sich am Ende noch über das Erreichen seines Oberziels freuen dürfen.

Realistische Ziele und Wunschdenken

Aus diesem Beispiel wird deutlich, dass sinnvolle Ziele so gesteckt werden sollten, dass man sie auch *aus eigener Kraft* erreichen kann. Immer dann, wenn dazu Glück oder Zufall nötig sind, handelt es sich eher um Wunschdenken.

Diese Unterscheidung ist ausgesprochen wichtig, um psychisch gesund zu bleiben. Wenn wir Ziele und Wünsche miteinander verwechseln, investieren wir womöglich unsinnigerweise viel Zeit und Energie in ein vermeintlich erreichbares Ziel, das wir aber – wenn wir es genau betrachten – gar nicht erreichen können, weil das gar nicht in unserer Macht steht. Am Ende sind wir dann erschöpft und vollkommen frustriert, weil wir keinen Erfolg hatten.

Beispiele für solche krankmachenden, nicht aus eigener Kraft erreichbaren Ziele sind:

- »Mein Mann soll mich so sehr lieben, dass er niemals fremdgeht.«
- »Ich möchte zwei Söhne und zwei Töchter bekommen.«
- »Ich möchte im Alter von 99 Jahren im Kreise aller meiner Kinder, Enkel und Urenkel sterben.«

Hier handelt es sich um Wünsche, die möglicherweise in Erfüllung gehen. Dies liegt aber nur zum Teil bzw. gar nicht in der eigenen Macht, denn

- der Ehemann entscheidet aufgrund seiner eigenen Ziele, ob er fremdgeht,
- wer zwei Söhne und zwei Töchter bekommen möchte, kann zumindest versuchen, ebenso oft schwanger zu werden; ob es dann Jungs oder Mädchen werden, wird sich zeigen,
- ob jemand 99 Jahre alt wird oder schon früher stirbt, entscheidet er in der Regel nicht selbst.

3.2 Was haben Ziele mit meinem Problem zu tun?

Die meisten Betroffenen arbeiten darauf hin, wieder »gesund« zu werden. Sie meinen damit meist den Zustand, in dem sie sich vor dem Unfall oder der Erkrankung befunden haben. Zunächst machen sie sich keine konkreten Gedanken darüber, ob sie dieses Ziel auch aus eigener Kraft erreichen können. Angespornt durch Gedanken wie »Viel hilft viel« oder »Ich muss unbedingt wieder der/die Alte werden«, strengen sie sich ungeheuer an.

Unrealistische Gesundheitsziele

Betrachten wir zunächst, welchen Effekt es hat, wenn das Ziel »Gesundheit« heißt: Die meisten Betroffenen meinen damit den gesundheitlichen Zustand *vor* ihrer neurologischen Erkrankung. Das heißt konkret, dass sie ihr Ziel erst dann erreichen, wenn sie wieder genauso gut laufen, sehen, sprechen, denken, fühlen können wie früher. Und wenn sie noch berufstätig waren, gehört ebenfalls dazu, wieder genau die gleiche Tätigkeit im gleichen Stundenumfang wie vor der Erkrankung auszuüben.

Seien wir ehrlich: Nur einige wenige werden nach einer schweren neurologischen Erkrankung wieder »ganz gesund« in diesem Sinne. Die meisten erreichen zwar unterschiedlich ausgeprägte Verbesserungen ihres Zustands, 100-prozentig so wie früher werden aber nur wenige.

Die meisten hätten damit ihr unrealistisches Gesundheitsziel verfehlt.

> **!** Das Ziel »100-prozentige Wiederherstellung der Gesundheit« ist in der Regel völlig unrealistisch.

Psychische Probleme wegen unerreichbarer Ziele

Die Folge liegt auf der Hand: Zusätzlich zu den ohnehin fortbestehenden gesundheitlichen Einschränkungen leidet man unter dem Misserfolg, das Ziel verfehlt zu haben. In ganz ungünstigen Fällen gibt man sich selbst die Schuld dafür und wirft sich vor, sich nicht genug angestrengt zu haben. Dass man tatsächlich gar keine Chance hatte, dieses Ziel zu erreichen, egal wie sehr man sich anstrengt, wird übersehen.

Die Kombination von gesundheitlichen Einschränkungen, dem Verfehlen des (zu hoch) gesteckten Ziels und der Idee, hieran selbst Schuld zu haben, führt häufig zu Niedergeschlagenheit und Deprimiertheit.

Realistische Gesundheitsziele setzen

Grundsätzlich spricht nichts dagegen, wieder »ganz gesund« werden zu wollen, sofern aus medizinischer Sicht die Chance besteht. Allerdings sollte man sich darüber im Klaren sein, dass das Ziel hoch gesteckt ist und die Wahrscheinlichkeit begrenzt ist, es zu erreichen. Sinnvollerweise sollten sich von neurologischen Erkrankungen Betroffene erreichbare Etappenziele setzen, so wie es der erfahrene Wanderer macht.

- Für einen Betroffenen mit ausgeprägter Halbseitenlähmung, der über einige Zeit bettlägerig war, kann ein erstes Etappenziel sein, »rollstuhlfähig« zu werden, um verschiedene Therapieabteilungen oder den Park aufsuchen zu können. Weitere Ziele können sein, kürzere Strecken am Rollator zu gehen oder einzelne Stufen zu steigen, um wieder in der eigenen Wohnung leben zu können.
- Für Betroffene mit ausgeprägten Sprachstörungen kann ein Zwischenziel sein, wieder in Ein-Wort-Sätzen ihre Bedürfnisse äußern zu können oder erneut ihren Namen und ihre Adresse schreiben zu lernen.
- In der Neuropsychologie kann es darum gehen, die Gedächtnisstörung zum jetzigen Zeitpunkt zu akzeptieren und systematisch einen Terminkalender zu führen, um nichts zu verpassen.

Diese Liste ließe sich lange fortsetzen. Offensichtlich wird, dass man erreichbare Zwischenziele verfolgen sollte, um die Motivation nicht zu verlieren und um sich auch über kleine Erfolge freuen zu können.

Möglicherweise entdeckt man auf diesem Weg, dass es auch ein lebenswertes Leben geben kann, wenn das Ziel »vollständige Genesung« nicht erreicht wird (siehe hierzu auch Kapitel 7).

Übung

Motivationsübung

Stellen Sie sich Ihre Genesung als das Besteigen eines Berges vor. Nehmen wir zum Beispiel an, dass der Berg 4000 Meter hoch ist. Am Fuße des Berges liegt ihr gesundheitlicher Tiefpunkt, zum Beispiel der Aufenthalt auf der Intensivstation kurz nach Ihrer Erkrankung oder die Zeit des Komas nach einem Unfall. Oben auf dem Gipfel befindet sich die »vollkommene Gesundheit« oder der Zustand vor der Erkrankung.

Wenn Sie unreflektiert das Ziel »vollkommene Genesung« als einzig akzeptablen Zustand verfolgen, ist das so, als würden Sie ohne Ausrüstung und Vorbereitung damit beginnen, den 4000er Berg zu besteigen. Wie sind da wohl Ihre Chancen?

Auch ein geübter Bergsteiger wird nicht auf die Idee kommen, diese Tour ohne Planung und ohne Etappenziele anzugehen:

- Er wird sich Kartenmaterial bzw. weiterführende Informationen über das Zielgebiet besorgen. Hier können Internet und Buchhandel weiterhelfen.
- Er wird sich eine der Wetterlage, dem Gelände und der Schwierigkeit der Tour entsprechende Ausrüstung besorgen.
- Er wird sich darüber informieren, wo Hütten zum Übernachten liegen.
- Er wird die Höhenmeter, die Schwierigkeit und die Gesamthöhe allmählich steigern.
- Er wird möglicherweise Hilfsmittel (zum Beispiel Stöcke) einsetzen.
- Er wird Pausen machen, bei denen er den Rucksack absetzt und in Ruhe etwas isst und trinkt.
- Er wird mehrere kleine Pausen einlegen, statt selten längere Pausen zu machen.

- Manche Wegstrecken wird er mit einigen wenigen großen Schritten überwinden, andere mit vielen kleinen »Trippelschritten«.
- Er wird damit rechnen, dass das Wetter umschlägt, es zu Gewittern kommt oder dass er auf Nebel oder Schneefelder trifft.
- Er weiß, dass die eine oder andere Blase an den Füßen vollkommen normal ist.

Ein ungeübter Wanderer sollte klein beginnen und langsam steigen!

Wer im Bereich zwischen 1000 und 2000 Metern Höhe 600 Höhenmeter in der Stunde schafft, wird sich wundern, wie langsam er plötzlich zwischen 3000 und 4000 Metern wird, wenn er weitere 600 Höhenmeter aufsteigt.

Das alles lässt sich auf den Weg der Genesung übertragen. Manchmal macht man große Fortschritte, manchmal kleine – und es kann auch vorkommen, dass man einmal nicht weiter kommt und eine Pause einlegen muss. Auf jeden Fall ist damit zu rechnen, dass man auch mal schlecht vorankommt. Dass man von irgendwelchen Komplikationen aufgehalten wird. Und je näher man dem Gipfel kommt, umso langsamer kommt man voran.

Stellen Sie sich Ihre Genesung als Bergwanderung vor. Wie viele Meter haben Sie schon geschafft? Gönnen Sie sich eine Pause und genießen Sie die Aussicht! Auch auf 1500 Meter Höhe haben Sie schon einen tollen Blick! Möglicherweise kommen Sie ja zu der Erkenntnis, dass Ihnen dieser Ausblick schon reicht und dass es Sie zu viel Kraft und Mühen kosten würde, weiter zu gehen. In diesem Fall spricht nichts dagegen, sich auf 1500 Metern häuslich einzurichten.

Es kann aber auch sein, dass Sie trotz großer Anstrengung einfach nicht schaffen, (noch) höher aufzusteigen. In einem solchen Fall geht es darum, sich selbst vor Überforderung zu schützen und zu akzeptieren, dass es nicht (noch) besser werden wird. Sollten Sie das für unmöglich halten, machen Sie wahrscheinlich Ihren Wert davon abhängig, gesund und leistungsfähig zu sein (siehe Kapitel 6). Falls bei Ihnen ein solches »Selbstwertproblem« vorliegt, erscheint eine psychotherapeutische Begleitung sinnvoll, um diese unnachgiebige Haltung »aufzuweichen«.

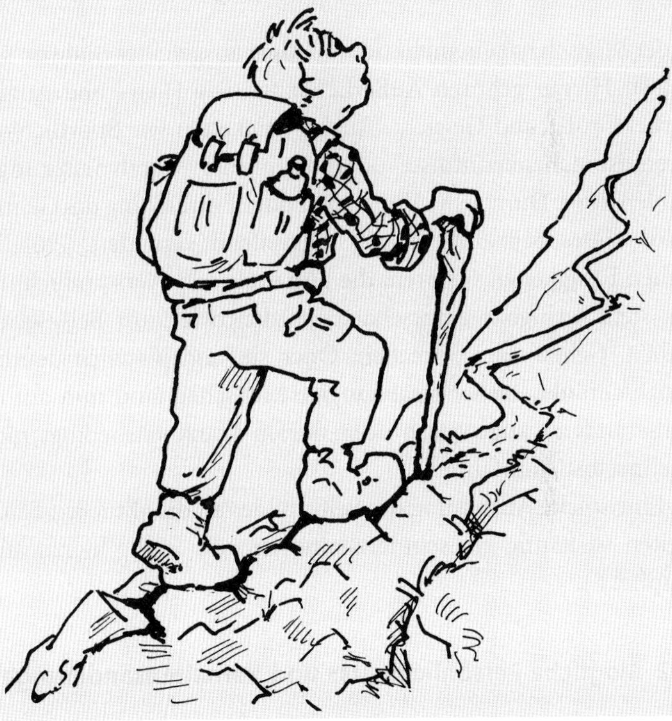

4 Wo ist mein altes Ich? Unfall- oder krankheitsbedingte bleibende Änderungen von Persönlichkeit und Verhalten

4.1 Krankheitsbedingte Aktualisierung des Selbstbilds

Jeder Mensch hat ein mehr oder weniger ausgefeiltes Bild von sich selbst. Hierzu gehören Äußerlichkeiten wie Haar- und Augenfarbe, Größe und Gewicht. Auch Fähigkeiten wie Sportlichkeit, Fremdsprachenkenntnisse oder bestimmte Moralvorstellungen zählen dazu. Durch eine Verletzung oder Erkrankung des Gehirns wird dieses Selbstbild häufig tiefgreifend verändert. Plötzlich gehen Fähigkeiten verloren, die bisher als selbstverständlich und als stets verfügbar eingeschätzt wurden, wie zum Beispiel das Sehen, Gehen oder Sprechen. Oder sie sind plötzlich deutlich eingeschränkt. Bisher unabhängige Menschen sind nun auf die Hilfe anderer angewiesen oder dürfen krankheitsbedingt nicht mehr selbst Autofahren.

Eine solche Anpassung des Selbstbildes an die aktuellen Fähigkeiten ist häufig ein schmerzhafter Prozess (siehe hierzu auch Kapitel 6).

4.2 Mögliche Persönlichkeits- und Verhaltensänderungen

Nachfolgend sind die wichtigsten Persönlichkeits- und Verhaltensänderungen aufgeführt, die nach einer neurologischen Erkrankung auftreten und dauerhaft bestehen bleiben können.

Die meisten Betroffenen und ihre Angehörigen bemerken von Beginn an die mit ihrer Erkrankung verbundenen körperlichen

Leistungseinschränkungen, zum Beispiel eine Halbseitenlähmung. Veränderungen der Persönlichkeit oder des Verhaltens werden ihnen aber häufig erst allmählich deutlich. So berichten Angehörige oft erst nach der Rückkehr der Betroffenen in ihr häusliches Umfeld, dass sie ihren Vater oder ihre Partnerin kaum wiedererkennen.

Es kann aber auch sein, dass nun alte Wesenszüge und Eigenheiten ausgeprägter als früher sind (Fachbegriff → Persönlichkeitsakzentuierung).

Wichtig ist, dass man selbst und die Angehörigen darüber informiert sind, dass es zu solchen Persönlichkeits- und Verhaltensänderungen kommen kann, um davon möglichst nicht »kalt erwischt« zu werden.

Verminderte Belastbarkeit. Sehr häufig sind die Betroffenen auch noch Jahre nach der Erkrankung oder Verletzung des Gehirns durch normale Alltagsanforderungen überfordert. Dies hat unterschiedliche Ursachen. Die häufigsten sind eine schnellere Ermüdbarkeit und eine verminderte allgemeine Belastbarkeit.

Praktisch bedeutet dies, dass man zwar vieles oder möglicherweise alles, was man vor der Erkrankung konnte, grundsätzlich wieder kann. Gleichzeitig hält man aber die einzelnen Tätigkeiten nicht mehr so lange durch, zum Beispiel einen Acht-Stunden-Arbeitstag, oder braucht häufigere und längere Pausen.

Dinge, die früher selbstverständlich waren, sind nach der Erkrankung anstrengend geworden. Viele Betroffene berichten zum Beispiel, dass sie nach einem kurzen Besuch des Einkaufszentrums vollkommen erschöpft sind. Dies kann zu Konflikten mit Angehörigen oder Kollegen führen, die der Auffassung sind, die Krankheit liege doch nun schon lange genug zurück und man könne nicht ewig Rücksicht nehmen (siehe hierzu auch Kapitel 9).

Häufig fällt es aber auch den Betroffenen selbst ausgesprochen schwer, Rücksicht auf ihre verminderte Belastbarkeit zu nehmen.

Sie könnten sich zum Beispiel nicht mehr so viel vornehmen wie vor der Erkrankung, tun es aber doch.

Wenn man ein Schädel-Hirn-Trauma erlitten hat, ist eine erhöhte Stressanfälligkeit typisch. Nur wenn alles so wie geplant abläuft, können davon Betroffene ihre Aufgaben erledigen. Sobald aber etwas Unvorhergesehenes passiert, sind sie überfordert und wissen sich oft nicht anders zu helfen, als die Tätigkeit abzubrechen und die Situation zu verlassen oder verbal aggressiv zu werden.

Reduzierter Antrieb. Manche Betroffene zeigen einen verringerten Antrieb. Sie haben keine Idee, was sie machen sollen, und tun ohne Aufforderung von außen die meiste Zeit nichts oder sehr wenig. Diese Antriebsminderung wird häufig mit einer → Depression verwechselt, denn die Krankheitsbilder ähneln sich: Die Betroffenen wirken teilnahmslos, gleichgültig, abgestumpft, mo-

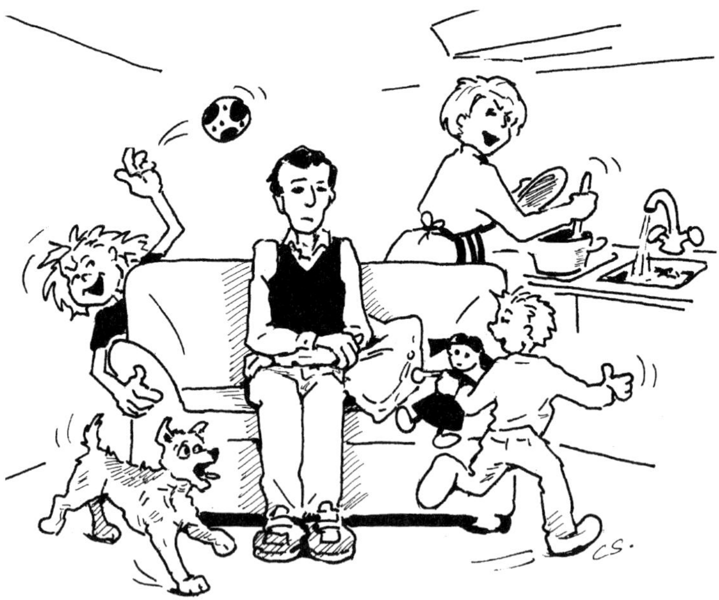

tivationslos, gefühlsmäßig unbeteiligt und sie interessieren sich nicht mehr für die Dinge, die ihnen früher am Herzen gelegen haben.

Doch obwohl sich die Krankheitsbilder so ähneln, liegt tatsächlich keine Depression vor. Im Unterschied zu depressiven Menschen leiden die Betroffenen mit reduziertem Antrieb kaum darunter. Häufig lassen sie sich dazu bewegen, Aktivitäten mitzumachen, kommen aber niemals selbst auf den Gedanken, so etwas »von sich aus« zu tun. Zum Umgang mit antriebsgeminderten Angehörigen findet sich mehr im Kapitel 9.

Gesteigerter Antrieb. Andere Betroffene reagieren mit einem gesteigerten Antrieb. Sie sind ständig aktiv, können nicht ruhig sitzen, zeigen möglicherweise auch eine gesteigerte Sprechaktivität, albern herum und haben Schwierigkeiten damit, einmal

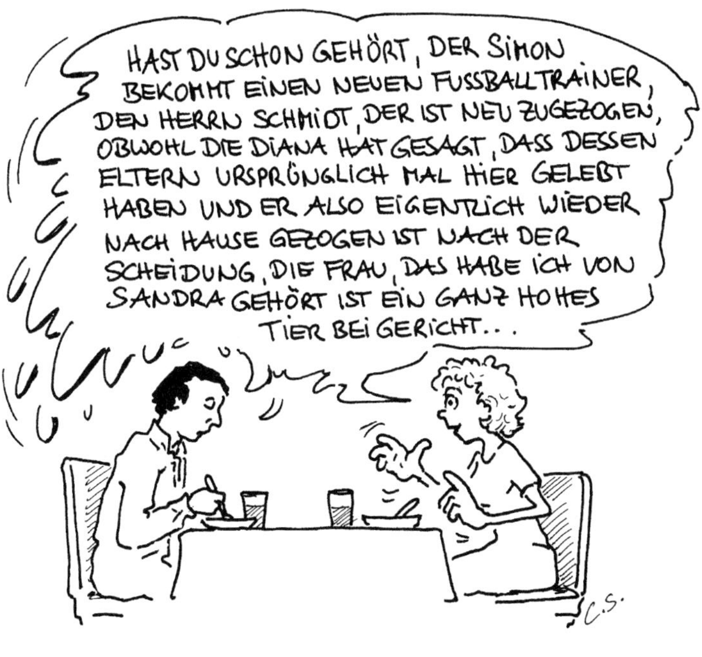
HAST DU SCHON GEHÖRT, DER SIMON BEKOMMT EINEN NEUEN FUSSBALLTRAINER, DEN HERRN SCHMIDT, DER IST NEU ZUGEZOGEN, OBWOHL DIE DIANA HAT GESAGT, DASS DESSEN ELTERN URSPRÜNGLICH MAL HIER GELEBT HABEN UND ER ALSO EIGENTLICH WIEDER NACH HAUSE GEZOGEN IST NACH DER SCHEIDUNG, DIE FRAU, DAS HABE ICH VON SANDRA GEHÖRT IST EIN GANZ HOHES TIER BEI GERICHT...
C.S.

begonnene Dinge zu beenden. Auch das kann für die Angehörigen sehr anstrengend sein.

Stimmungslabilität. Nach Schädel-Hirn-Verletzungen oder -Erkrankungen reagieren viele Menschen ausgesprochen empfindlich auf vermeintlich verletzende Äußerungen ihrer Mitmenschen. Ihre Stimmung ist plötzlichen Schwankungen unterworfen und kann von einem Moment auf den anderen extrem umschlagen. Manche weinen oder lachen viel schneller als früher (Fachbegriff → Affektlabilität).

Andere reagieren gereizt und aufbrausend, schreien ihre Mitmenschen an und werden manchmal auch gewalttätig oder werfen mit Gegenständen (Fachbegriff → verminderte Impulskontrolle). Manchmal äußern die Betroffenen auch Dinge, die sie früher für sich behalten hätten, oder sie verletzen soziale Regeln. Beispielsweise unterbrechen sie häufig den Gesprächspartner, fangen an zu essen, obwohl noch nicht alle am Tisch sitzen oder unterbrechen Tätigkeiten, auf die sie plötzlich keine Lust mehr haben. Betroffene und Angehörige fragen sich häufig, ob jetzt erst ihr »wahres Ich« zutage tritt.

Tatsächlich tun und äußern die Betroffenen nichts, was nicht vor der Erkrankung auch schon da gewesen wäre. Vielmehr haben alle Menschen Impulse, die sie aber nicht oder nur teilweise ausleben. Wer hätte nicht gern als Schüler einmal »Arschloch« zu seinem Lehrer gesagt oder seinen Chef einmal kräftig vor's Schienbein getreten?

Das reibungslose Funktionieren bestimmter Hirnstrukturen im »Frontalhirn« führt bei gesunden Menschen dazu, dass sie diese Impulse in den allermeisten Fällen beherrschen und nicht ausführen. Durch Verletzung dieser Hirnstrukturen kann diese »Handlungsbremse« allerdings gelockert oder völlig gelöst sein. Der Betroffene sagt dann, was er denkt, oder tut, was er in diesem Moment für richtig hält, ohne über die mittel- und langfristigen Konsequenzen nachzudenken.

Unser Frontalhirn funktioniert ähnlich wie eine »Firewall« beim Computer. Bei der Firewall handelt es sich um ein Sicherungssystem, das den Datenverkehr überwacht und entscheidet, was durchgelassen wird und was nicht. Dabei setzt sie bestimmte Kommunikationsregeln um. Die Firewall wacht, im Gegensatz zu unserem Gehirn, darüber, was *hinein*gelassen wird. Das Frontalhirn hingegen wacht darüber, was *hinaus*gelassen wird. Ist die Firewall löchrig, unterlaufen ihr immer mehr Fehler und sie lässt Daten ins System, die den Computer daran hindern können, reibungslos zu funktionieren. Bei einer Schädigung des Frontalhirns ist die Firewall ebenfalls zu durchlässig – es werden Informationen nach außen gelassen, die eigentlich im Gehirn selbst bleiben sollten. Die Hemmschwelle, Dinge zu tun oder zu sagen, wird immer niedriger.

Paranoides Denken. In seltenen Fällen werden die von einer Hirnverletzung oder -erkrankung Betroffenen auch misstrauisch gegenüber ihren Mitmenschen oder entwickeln paranoides Denken. Sie haben eine verzerrte Wahrnehmung ihrer Umgebung und unterstellen anderen eine feindselige Haltung ihrer Person gegenüber. Das kann zum Beispiel dazu führen, dass manche plötzlich sehr eifersüchtig reagieren, was man vorher von ihm/ihr gar nicht kannte.

Einschränkung der geistigen Leistungsfähigkeit. Neben Persönlichkeits- oder Verhaltensänderungen können auch Einschränkungen in der geistigen Leistungsfähigkeit dazu führen, dass sich die Betroffenen grundlegend verändern.

Der Gedankengang kann zum Beispiel umständlich und langsam werden. Das führt häufig dazu, dass man bei Unterhaltungen einfach nicht mehr mitkommt, obwohl man früher gern lebhaft daran teilgenommen hat. Viele Betroffene reagieren dann so, dass sie schweigen oder sich ganz zurückziehen.

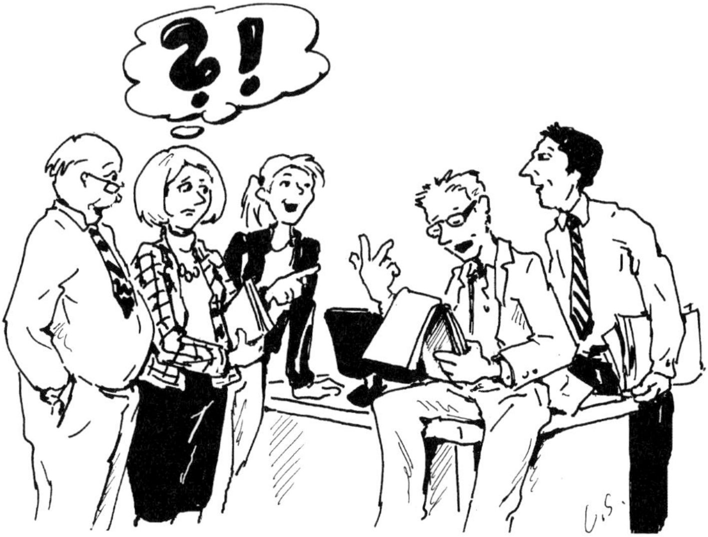

Mangelnde Fähigkeit, sich in andere hineinzuversetzen. Manche Betroffene entwickeln Schwierigkeiten, sich in andere hineinzuversetzen. Diese Veränderung kann dazu führen, dass sie dann zum Beispiel in Konfliktgesprächen vollkommen überfordert reagieren. Diese Überforderung wird von Angehörigen häufig fälschlicherweise als »Lieblosigkeit« aufgefasst.

Mangelnde Fähigkeit, die Konsequenzen des eigenen Verhaltens abzuschätzen. Wer sich nicht in die Lage anderer Menschen hineinversetzen kann, dem fällt es meist auch schwer, die Konsequenzen des eigenen Verhaltens für sich selbst und für andere abzuschätzen. So plaudert man dann zum Beispiel Dinge aus, die eigentlich nur in der Familie besprochen werden sollten. Oder man äußert hemmungslos Kritik an Vorgesetzten, obwohl man von diesen abhängig ist.

Es kann auch vorkommen, dass man die Befriedigung der eigenen Bedürfnisse nur sehr schwer auf einen späteren Zeitpunkt verschieben kann. Man hält dann etwa starr daran fest, eine begonnene Tätigkeit zu beenden (zum Beispiel ein Kreuzworträtsel zu lösen), obwohl Wichtigeres zu tun wäre (zum Beispiel ein Arztbesuch).

Schwierigkeit, Prioritäten zu setzen. Bestimmte Verletzungen oder Erkrankungen des Gehirns führen dazu, dass man Schwierigkeiten damit hat, Prioritäten zu setzen. Man kann dann nicht sinnvoll entscheiden, was man zuerst machen sollte, was ganz dringend zu erledigen ist und was warten kann.

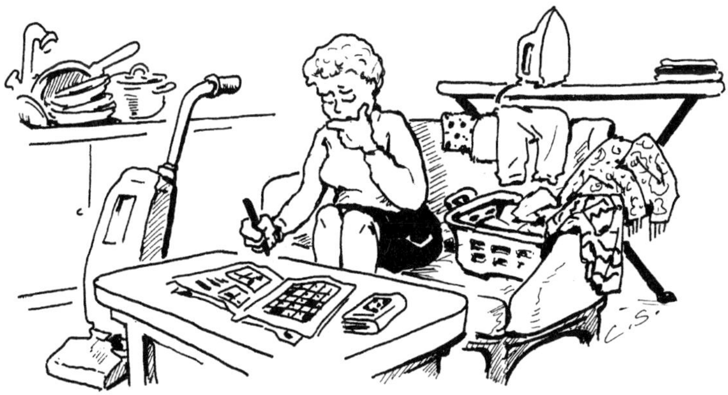

Fehlende oder mangelnde Krankheitseinsicht. Manche Betroffene sind unfähig, die Krankheitssymptome und Beeinträchtigungen bei sich selbst zu erkennen und die Konsequenzen realistisch einzuschätzen (Fachbegriff → Anosognosie). Der Betroffene hat nicht die Möglichkeit, diesen Vorgang zu beeinflussen. In Kapitel 9 gehen wir näher auf den Umgang mit hiervon betroffenen Angehörigen ein.

4.3 Weshalb kann ich mich nicht an den Unfall erinnern?

Menschen mit einem Schädel-Hirn-Trauma können sich nicht an den Unfall erinnern. Gleichzeitig fürchten sich viele davor, dass die Erinnerung irgendwann zurückkommen könnte und sie dann von schrecklichen Szenen verfolgt werden. Sie glauben, dass sie sich nur deswegen nicht erinnern, weil sie »psychisch traumatisiert« sind.

Diese Befürchtung ist unbegründet. Um ein Ereignis (hier den Unfallvorgang) verlässlich im Gedächtnis abspeichern zu können, braucht das Gehirn ein gut funktionierendes Netzwerk, an dem zahlreiche Hirnstrukturen beteiligt sind. Der Speichervorgang dauert einige Minuten. Durch den Unfall (den »Schlag« auf den Schädel) wird dieses Netzwerk schwer gestört. Es kann den Speicherprozess, mit dem es gerade beschäftigt war, nicht beenden. Also wird auch nichts abgespeichert, was man irgendwann wieder hervorholen könnte (zum Beispiel durch Hypnose). Das ist vergleichbar mit einem Stromausfall, wenn man gerade am Computer einen Text schreibt. Das, was man seit dem letzten Speichervorgang geschrieben hat, ist unwiederbringlich verloren.

5 Ängstlich, ärgerlich oder verzweifelt? Unnötig belastende Gefühle loswerden

Dieses Kapitel beschäftigt sich damit, wie gefühlsmäßige Probleme entstehen und bestehen bleiben und wie sehr unser Denken das Gefühlsleben bestimmt. Sie sollen eine Idee davon bekommen, welche Einflussmöglichkeiten Sie haben, Ihre Gefühle über die Art des Denkens zu beeinflussen.

5.1 Welche Gefühle gibt es?

Die meisten kennen Freude und Zuneigung als angenehme Gefühle und Angst, Ärger, Scham, Trauer, Abneigung und Niedergeschlagenheit als unangenehme (siehe auch den Gefühlsstern auf Seite 52).

Das Erregungsniveau

Das Gefühl *Gleichgültigkeit* entsteht, wenn wir eine Situation als neutral ansehen, weil wir das, was gerade passiert, weder gut noch schlecht finden. Wenn uns etwas egal ist, befinden wir uns auf dem Grunderregungsniveau.

Alle anderen Gefühle gehen dagegen mit mehr oder weniger großer körperlicher Aufregung, mit erhöhten oder abgesenkten Erregungsniveaus einher. Das führt dann zu körperlichen Begleiterscheinungen. Zum Beispiel schlägt das Herz schneller, man schwitzt, errötet, die Muskeln sind angespannt oder man hat ein »flaues Gefühl« im Bauch.

Hierbei gilt die Regel, dass man Gefühle umso stärker empfindet, je höher das sie begleitende Erregungsniveau ist. Je höher die Erregung, umso größer ist der Stress, den der Organismus erlebt.

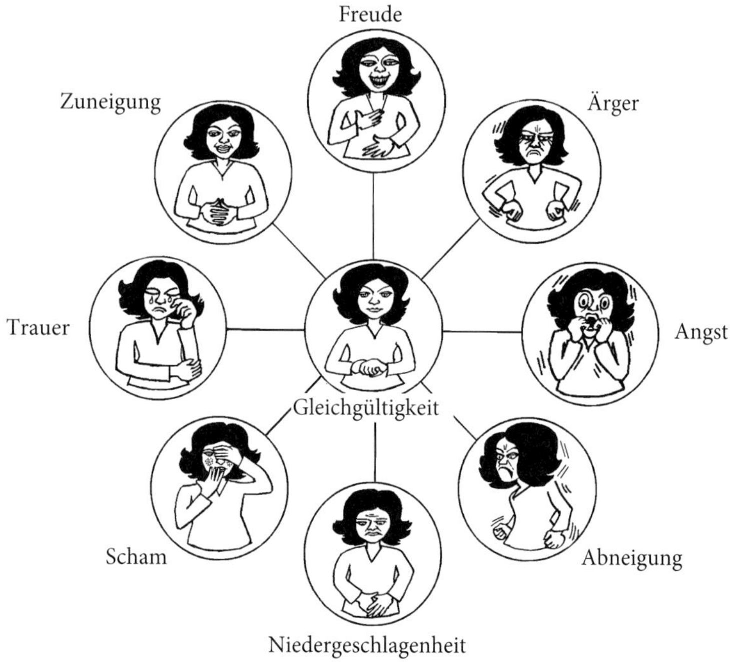

Abbildung 5.1 Gefühlsstern

Die Erregungshöhe bestimmt also, wie stark man ein Gefühl empfindet. Sie sagt aber nichts darüber aus, *welches* Gefühl man gerade hat. Rein körperlich reagiert man auf eine Nachricht, die man sehr positiv findet (zum Beispiel eine Million Euro im Lotto gewonnen zu haben), genau so wie auf eine Nachricht, die man sehr negativ findet (zum Beispiel, dass der Sohn mit dem Auto verunglückt ist).

Nur bei dem Gefühl der Niedergeschlagenheit nimmt das Erregungsniveau ab, je intensiver sie wird.

Grundsätzlich ist der menschliche Körper so ausgelegt, dass er das eine oder andere hohe Erregungsniveau in Form starker Gefühle gut wegstecken kann. Problematisch wird es erst, wenn man häufig und ausgiebig mit heftigen Gefühlen reagiert. In

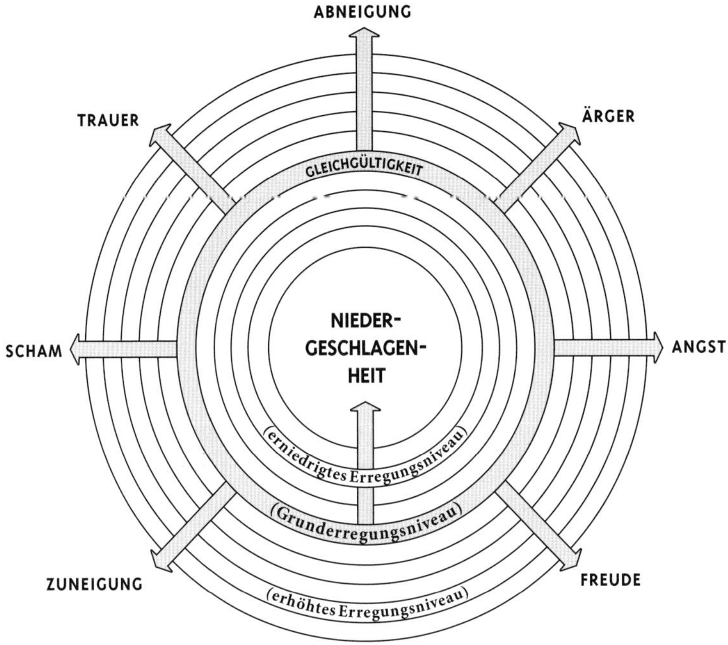

Abbildung 5.2 Gefühlsstern mit Einteilung nach dem Erregungsniveau

solchen Fällen befindet man sich (zu) oft auf hohen Erregungsniveaus und verursacht so Stress für den Organismus. Dieser kann dauerhaft zu allerlei körperlichen und psychischen Beschwerden führen.

> **!** Das Ziel ist, häufige oder extreme Erregungsniveaus abzubauen, um sich nicht zu oft oder zu lange ausgeprägtem Stress auszusetzen.

Stress und neurologische Erkrankungen

Menschen mit neurologischen Erkrankungen haben vielfältige gesundheitliche Einschränkungen zu ertragen und nehmen in der Regel eine langwierige Rehabilitationsbehandlung auf sich.

Hierzu benötigen sie Kraft und Ausdauer und ein hohes Maß an psychischer Stabilität und Belastbarkeit. Um aber psychisch stabil zu bleiben, benötigt man einen Ausgleich von Anstrengung und Belastung, zum Beispiel durch Entspannung oder Genuss.

Für viele sah der Alltag vor der Erkrankung häufig anders aus. Ein Teil der Betroffenen, die einen Schlaganfall erlitten haben, arbeiteten zuvor oft über die Maßen, im Beruf, bei der Betreuung der Familie, der Pflege von Angehörigen oder auch im Rahmen ehrenamtlicher Tätigkeiten. Sie achteten nicht genug auf sich selbst und powerten sich aus. Viele berichten im Rahmen der Rehabilitationsbehandlung, dass sie schon über Wochen und Monate vor dem Schlaganfall den Eindruck hatten, auf eine Katastrophe zuzusteuern. Manche erzählen, dass sie sehr deutlich gespürt hätten, dass es so nicht weitergehen kann. Vielen fehlte es aber an Ideen, wie sie ihr Leben sinnvoll verändern könnten.

Ein großer Teil von Betroffenen sieht sich also gestresst und psychisch instabil mit der neurologischen Erkrankung konfrontiert. Typisch sind dann Reaktionen wie »Das jetzt auch noch!«, »Das hat mir noch gefehlt!« oder »Wieso erwischt es immer mich?«.

Andere Betroffene hatten zwar vor ihrer Erkrankung einen ausgeglichenen Tagesablauf zwischen Arbeit und Entspannung, zum Beispiel indem sie Freunde trafen oder Hobbys nachgingen. Aber auch sie sind gefährdet, durch die neurologische Erkrankung psychisch instabil zu werden, weil sich ihr bisheriges Leben grundlegend verändert hat. Möglicherweise müssen sie auf die alten Strategien zum Stressabbau, die bisher erfolgreich waren, zumindest vorübergehend verzichten, weil sie sie nicht mehr ausführen können.

Für alle neurologisch Erkrankten kommen zusätzlich neue gefühlsmäßige Stressfaktoren hinzu, insbesondere, wenn sie an die Zukunft und die möglichen Konsequenzen ihrer Erkrankung denken.

Viele reagieren mit Angstgedanken:

- »Werde ich noch einen Schlaganfall bekommen?«
- »Werde ich zeitlebens im Rollstuhl landen?«
- »Werde ich nie wieder allein leben können?«

Andere Betroffene reagieren mit Ärger, weil sie denken:

- »Wie konnte dieser Scheißkerl mit überhöhter Geschwindigkeit in die Kurve fahren!«
- »Mein Chef hat mich ungesichert auf die Leiter geschickt – der ist schuld an meiner Situation!«

Wieder andere Betroffene verzweifeln bei dem Gedanken:

- »Es hat alles keinen Sinn – *so* möchte ich nicht weiterleben.«
- »Es wird nie wieder besser werden.«
- »Wenn ich nicht wieder arbeiten kann, ist mein Leben nichts wert.«

Während die Betroffenen sich eigentlich mit viel Motivation um ihre Genesung bemühen müssten, werden viele von belastenden Gefühlen heimgesucht, denen gegenüber sie sich machtlos vorkommen. Um diese unnötigen Stresszustände abzubauen, werden wir uns jetzt damit beschäftigen, wie Gefühle entstehen und – noch wichtiger – wie man sie beeinflussen kann.

5.2 Wodurch entstehen Gefühle?

Ganz spontan vertreten viele Menschen die Idee, dass Gefühle durch bestimmte Situationen oder das Verhalten anderer entstehen. Prüfen wir einmal diese Annahme, zum Beispiel an einem Fußballspiel.

Beispiel

Ein Tor und die nachfolgenden Gefühle

Schalke spielt gegen Dortmund und Schalke schießt in der 23. Minute das 1 : 0. Welches Gefühl hat man da?

►

Ist doch klar, denken einige, da freut man sich!

»So ein Mist!«, werden andere denken und in dem 1 : 0 einen Grund sehen, sich zu ärgern. Andere sehen darin einen Grund zur Besorgnis: »*Hoffentlich verliert Dortmund nicht!*« Manch einer wird sich für »seine« Mannschaft schämen (»*Wie peinlich ist das denn?!*«), wieder andere werden das schade finden und traurig reagieren.

Und dann gibt es noch die Gruppe derer, denen Fußball vollkommen egal ist. Sie werden Gleichgültigkeit empfinden.

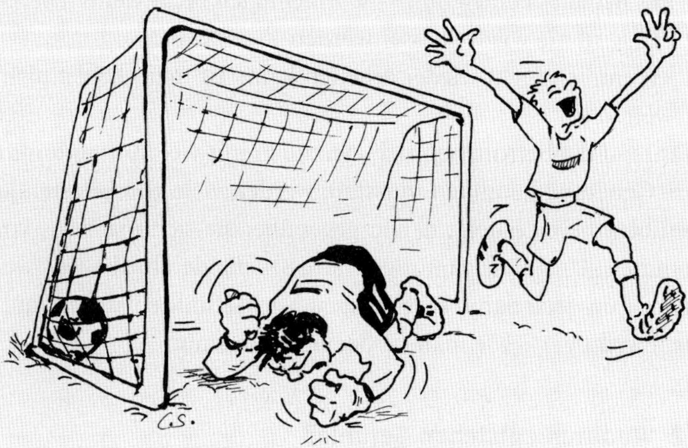

Die Situation ist jedoch für alle Betrachter dieselbe: Schalke schießt in der 23. Minute das 1 : 0.

Die Gefühlsreaktionen im Hinblick auf diese Situation umfassen jedoch alle möglichen Gefühle. Kann man da weiter die Idee vertreten, dass Situationen Gefühle bestimmen?

Natürlich nicht. Aber wovon hängen denn die Gefühle der Zuschauer im Fußball-Beispiel ab?

»*Ist doch klar*«, werden einige denken, »*das hängt davon ab, ob ich Fan von der einen oder der anderen Mannschaft bin.*«

In der Tat: Ein Schalke-Fan freut sich (höchstwahrscheinlich) über diese Situation. Ein Dortmund-Fan wird das negativ sehen und mit Ärger, Angst, Abneigung, Scham oder Trauer reagieren. Leute, die sich nicht für Fußball interessieren, bleiben neutral und reagieren mit Gleichgültigkeit.

! Nicht die Ausgangssituation *A* bestimmt, wie wir uns fühlen und verhalten (die Gefühls- und Verhaltenskonsequenzen *C*), sondern unser Bewertungssystem *B*.

A	→	B	→	C
Ausgangs-situation		Bewertung von A		Gefühls- und Verhaltens-konsequenz auf B

Ob man Fan von der einen oder der anderen Mannschaft ist (oder ob man sich überhaupt nicht für Fußball interessiert) bestimmt, wie man diese Situation bewertet. Und erst diese Bewertung bestimmt dann, wie man gefühlsmäßig reagiert.

Übung

Bestimmte Bewertungen führen zu bestimmten Gefühlen

Bewertung		Gefühl
Ausgezeichnet! Toll!	→	Freude
Mist! Sauerei! Unverschämtheit!	→	Ärger
Peinlich!	→	Scham
Schade!	→	Trauer
Das wäre schrecklich!	→	Angst
Das ist hoffnungslos!	→	Niedergeschlagenheit
Den/die/das finde ich ätzend!	→	Abneigung
Den/die/das finde ich super!	→	Zuneigung

»Aber wie kommt es denn überhaupt dazu, dass man Fan von der einen oder der anderen Mannschaft ist?«, werden einige denken.

Nun, die Vorlieben eines Menschen lassen sich meist schwer begründen. Vielleicht liegt es daran, dass jemand vom Patenonkel schon als kleines Kind mit ins Schalke-Stadion genommen wurde oder dass deren Trikots so schön blau sind. Oft kann man sich zunächst gar nicht mehr daran erinnern, warum man bestimmte Dinge, Sachverhalte oder Geschehnisse so findet, wie man sie findet. Fest steht: Das ist bei jedem Einzelnen ein bisschen anders.

Das liegt daran, dass die persönliche Lerngeschichte, die Erziehung und Lebenserfahrung, die Werte und Normen, die man für richtig hält, die Grundlage für den eigenen Geschmack bilden und damit auch bestimmen, wie man etwas *bewertet*.

Auf dieses Vorwissen, diese Lebenserfahrung greift man gewohnheitsmäßig zurück, wenn man sich über bestimmte Dinge, Personen oder Sachen eine Meinung bildet, wenn man Vergleiche anstellt, Erfahrungen verarbeitet, vermeintliche Chancen und Gefahren einschätzt.

! Je extremer die Einschätzung einer Situation, Person oder Sache ausfällt, umso stärker ist das daraus hervorgehende Gefühl.

»Und wer hat denn nun die Verantwortung für schädliche Gefühlsreaktionen?«

Man könnte an dieser Stelle auf den Gedanken kommen, dass die persönliche Lebensgeschichte, die ja zumindest bis zum heutigen Tag feststeht, für die heutige Gefühlslage eines Menschen verantwortlich ist. Schließlich bestimmt sie ja die eigenen Bewertungen, die dann wiederum die Gefühle festlegen. Manche glauben, deswegen nichts tun zu können und den Gefühlen hilflos ausgeliefert zu sein.

Glücklicherweise ist das nicht der Fall, denn als erwachsener, selbstständig denkender Mensch kann man nicht zu irgendwelchen Werturteilen gezwungen werden. Man *kann* sich zwar mehr oder weniger bewusst und wohl überlegt bestimmten Normen und Meinungen seiner Umwelt anschließen, *muss* es aber nicht. Da andere niemandem vorschreiben können, wie man etwas beurteilt, ob man es gut, egal oder schlecht für sich findet, können sie logischerweise auch nicht für die Gefühle anderer verantwortlich sein.

Jeder Mensch entscheidet – mehr oder weniger bewusst – selbst, was er von einer Situation, einer Person oder Sache halten will. Folglich ist er auch für die daraus entstehenden Gefühle verantwortlich, egal, ob es sich dabei um angenehme oder unangenehme oder gar um belastende, krank machende Gefühlszustände handelt. Jeder entscheidet allein durch seine Art zu denken, ob er sich fröhlich, ängstlich, traurig, ärgerlich, wütend, gelassen oder niedergeschlagen fühlt.

»Die spinnen wohl! Jetzt soll ich auch noch selbst dafür verantwortlich sein, dass ich mich wütend und niedergeschlagen fühle? Meine Situation ist, vollkommen objektiv betrachtet, beschissen. Da wäre jeder so drauf wie ich«, … werden manche möglicherweise an dieser Stelle denken.

An dieser Argumentation ist etwas dran: Die meisten Menschen würden eine neurologische Erkrankung besonders schlimm finden und mit einem negativen Gefühl reagieren. Möglicherweise wären sie traurig über den Verlust ihrer Gesundheit oder sauer, weil es ungerechterweise sie erwischt hat (und nicht den unsympathischen, übergewichtigen, Kette rauchenden Nachbarn). Wieder andere reagieren deprimiert oder schauen ängstlich in die Zukunft.

Ganz offensichtlich gibt es auch hier Unterschiede in der Bewertung dieser zweifellos negativen Situation: von einer Erkrankung betroffen zu sein, die möglicherweise bleibende Gesundheitsschäden verursacht und einen langen Weg der Rehabilitation erfordert, um wieder ein halbwegs »normales« Leben führen zu können.

Es könnte also nützlich sein, sich anzuschauen, wo die Bewertungsunterschiede zwischen verschiedenen Betroffenen liegen. Die einen schaffen es, motiviert an ihrer Rehabilitation mit zu arbeiten und psychisch stabil zu bleiben. Andere ziehen sich deprimiert zurück oder hadern mit ihrem Schicksal. Manche sehen voller Angst in die Zukunft und wieder andere sind zerfressen von Ärger.

Stabilen Menschen gelingt es in der Regel, Lebenssituationen oder das »Schicksal« so anzunehmen, wie es ist. Sie schauen nach vorne, und machen das Beste aus der gegebenen Situation. Dies führt dazu, dass sie ihre Kraft und Energie in die Zukunft und damit in die Verbesserung der aktuellen Situation investieren können. Sie setzen sich erreichbare Etappenziele und freuen sich über deren Erreichen (siehe hierzu Kapitel 3). Sie machen ihren Wert nicht davon abhängig, gesund oder leistungsfähig zu sein (siehe hierzu Kapitel 6). Sie konzentrieren sich auf die Dinge, die sie noch ausführen können und geben die auf, die sie nun (krankheitsbedingt) nicht mehr auszuführen in der Lage sind (siehe hierzu Kapitel 7).

Und die anderen? Die bewerten ihre neue Situation so, dass sie mit Angst, Trauer, Ärger, Verzweiflung, Scham und Niedergeschlagenheit reagieren.

Damit ist klar, dass es auch an einem selbst, an der eigenen Sicht der Dinge liegt, ob und wie sehr jemand unter einem Zustand gefühlsmäßig leidet.

> **!** Bewertungen ziehen Gefühle nach sich, die inhaltlich und logisch dazu passen. Bewertungsänderungen führen zu anderen Gefühls- und Verhaltensreaktionen.

Gefühle aus der inneren Chemiefabrik

Hier soll nun nicht der Eindruck erweckt werden, dass alle Gefühle ausschließlich durch die Art und Weise zu denken entstehen. Hierfür gibt es auch andere Möglichkeiten. So benutzt der Organismus zum Beispiel chemische Prozesse, um Gefühle zu steuern. Er produziert bestimmte Botenstoffe, die direkt Einfluss auf Prozesse im Gehirn und damit auch auf die Steuerung der Gefühle nehmen. Außerdem erfüllen sie vielfältige Aufgaben im Haushalt und Regulationssystem des Körpers. Durch die Ausschüttung dieser Botenstoffe können bestimmte innere Abläufe gesteuert, blockiert, ausgelöst oder beschleunigt werden.

Im menschlichen Organismus sind zahlreiche Systeme und Regelkreise miteinander verknüpft und es kommt zu vielfältigen Wechselwirkungen. Schon kleine Veränderungen können das ganze System durcheinander bringen. Beispielsweise haben Medikamente, die in ein Regulationssystem eingreifen, häufig zusätzlich unerwünschte Wirkungen an einer anderen Stelle des Organismus.

Es erscheint einleuchtend, dass schon kleine Störungen unserer inneren Chemiefabrik Gefühle durcheinander bringen können: Wenn als Folge von Erkrankungen des Gehirns bestimmte Botenstoffe oder Hormone nicht genügend oder im Übermaß produziert werden, sind das chemische und das gefühlsmäßige Gleichgewicht empfindlich gestört. Die Folgen können beispielsweise Depressionen oder Ängste sein.

! Wir sehen also: Es gibt verschiedene Faktoren und Instanzen, die das Gefühlsleben steuern. Für dieses Kapitel sind jetzt aber nur diejenigen relevant, die durch Lernprozesse entstehen und beeinflussbar sind.

5.3 Psychisch krank machende Denkmuster

Psychisch krank machende Denkmuster lassen sich in wenige Kategorien einordnen. Wenn jemand – wegen neurologischer Erkrankungen oder auch sonst – unter unnötig belastenden Gefühlen leidet, dann meist deshalb, weil er in bestimmten Situationen

- maßlos negativ übertreibt und Katastrophenerwartungen hegt (Katastrophendenker),
- aus Angst vor Enttäuschung »vorsichtshalber« unnötig negativ denkt (Versicherungsdenker),
- fordert, dass etwas gefälligst so zu sein hat, wie er es für richtig hält (absolute Forderer oder Muss-Denker),
- fordert, dass es in der Welt »gerecht« zugehen müsse (Gerechtigkeitsapostel),
- zu sehr übertreibt und nur noch extreme Urteile bildet (Schwarz-weiß-Maler oder Generalisierer),
- unsinnige Pauschalurteile fällt und seinen Selbstwert von Leistung und Beliebtheit abhängig macht (Menschenwertbestimmer),
- von Wunschdenken und unrealistischen Zielsetzungen ausgeht und Lösungen erwartet, die nur Vorteile mit sich bringen (Null-Verzicht-Spezialisten),
- sein Denken auf unüberprüfbare Normen, Spekulationen oder Vorurteile gründet und dann so tut, als seien es Tatsachen (Meinungsverkäufer und Tatsachenverdreher),
- willkürliche und unlogische Schlussfolgerungen zieht, die sehr unwahrscheinlich oder völlig ohne Realitätsbezug sind (Verrenkungsdeuter),
- aus Furcht vor Ablehnung nicht die eigenen, sondern die vermeintlichen Zielsetzungen anderer verfolgt (Applausfetischisten),
- sich aus Angst vor seelischer Verletzung stärker oder anders zeigt, als er ist (Selbstschutzexperten),

- seinen Wert davon abhängig macht, niemals einen Fehler zu machen, immer im Recht zu sein, keine Schwäche zu zeigen und sich niemals in Abhängigkeit zu begeben (Punktekämpfer),
- glaubt, dass es leichter sei, keine Verantwortung zu übernehmen und jemanden zu brauchen, der stärker ist und für einen geradesteht (verantwortungslose Untertanen).

Im Folgenden schauen wir uns einige Beispiele für diese »Denkfallen« an.

Katastrophendenker

Katastrophendenker erwarten grundsätzlich das Schlechteste und denken ausgesprochen pessimistisch. Sie bewerten Situationen, Personen oder Sachen als *furchtbar, unerträglich, entsetzlich, schrecklich, nicht auszuhalten oder katastrophal.* Die Gefühlsreaktion, die auf solche Bewertungen folgt, ist klar: Die Stimmung ist mies, Angst und Niedergeschlagenheit machen sich breit.

In der Regel handelt es sich bei diesen Bewertungen um unrealistische Übertreibungen, mit denen aus einer unangenehmen oder äußerst lästigen, unerwünschten Situation eine nicht zu überlebende Katastrophe gemacht wird.

Schauen wir uns hierzu zwei Bewertungsvarianten für die Situation an, als Frau Becker erfährt, dass sie möglicherweise einen Hirntumor hat.

Beispiel

A Ausgangs-situation	Der Radiologe sagt: »Da ist etwas auf dem Bild zu sehen, das da nicht hingehört. Bitte stellen Sie sich morgen bei Professor Rademacher vor, der wird alles Weitere mit Ihnen besprechen.«

▶

B Bewertung	Das ist bestimmt mein Todesurteil! Ich habe einen Hirntumor und muss innerhalb der nächsten drei Monate sterben. Das halte ich nicht aus. Das ertrage ich nicht. Das ist alles so entsetzlich!

Dass solche Katastrophengedanken zu kaum aushaltbarer Angst führen, liegt auf der Hand.
Anders bei einer anderen Bewertungsvariante:

B[neu] Bewertung	Oh je, das klingt nicht gut. Hoffentlich ist es nichts Bösartiges. Bei Professor Rademacher bin ich in den besten Händen. Mal sehen, welchen Behandlungsvorschlag er mir morgen macht.

Auch diese Gedanken werden dazu führen, dass Frau Becker sich sorgt. Dies ist angesichts der Situation auch durchaus angemessen. Im Unterschied zum ersten Bewertungssystem versetzt sich Frau Becker aber nicht in Panik. Sie wartet erst mal die Fakten ab und hofft, dass Professor Rademacher ihr helfen wird.

! Wenn wir Situationen für schrecklich, katastrophal, unerträglich oder furchtbar halten, geben wir ihnen den Anschein des Unbeeinflussbaren. Wir erstarren dann in Schwarzseherei und Passivität.

Wenn wir die gleichen Situationen unangenehm oder sehr schlimm finden, halten wir uns die Möglichkeit offen zu prüfen, ob wir etwas dagegen unternehmen, ob wir sie verändern können.

Wir sollten darauf achten, mit unserer Energie sparsam umzugehen und sie nur noch gezielt dort einzusetzen, wo sie auch etwas bewirken kann.

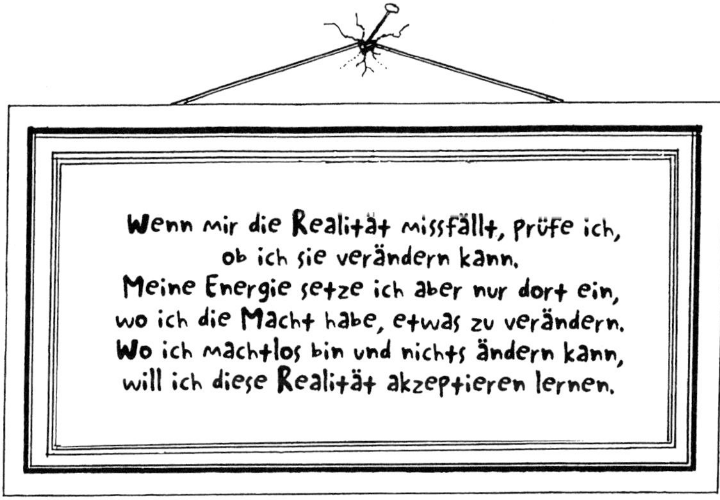

Energiesparprogramm – nicht nur für Katastrophendenker

Versicherungsdenker

Versicherungsdenker nehmen stets das Schlechteste an, um niemals enttäuscht, sondern allenfalls positiv überrascht zu werden. Die Konsequenzen daraus sind Missmut, Unzufriedenheit und Zukunftsängste verbunden mit Selbstwertproblemen (siehe hierzu Kapitel 6), Inaktivität, Rückzug und zunehmender sozialer Vereinsamung.

Beispiel

A Ausgangssituation	Die Sozialarbeiterin im Krankenhaus sagt: »Ich freue mich, Ihnen mitteilen zu können, dass Sie einen Reha-Platz in der Klinik zum Apfelbaum bekommen haben. Am Dienstag können Sie anreisen.«
B Bewertung	Die tut so, als würde sie mir einen Sechser im Lotto anbieten. Die kochen da bestimmt auch

nur mit Wasser. *So* toll wird die Klinik nicht sein, sonst hätte ich bestimmt nicht so schnell einen Platz bekommen. Die guten Kliniken sind ja Wochen im Voraus ausgebucht.

Der Hauptvorteil dieser Denkweise soll darin bestehen, dass wir vor unangenehmen Überraschungen gefeit sind. Das erscheint nicht weiter überraschend: Wenn ich schon missmutig, unzufrieden und ängstlich an eine Sache herangehe, kann es ja kaum noch schlimmer kommen. Der Haken ist nur, dass ich mich die ganze Zeit schon im Voraus, quasi »vorsichtshalber« schlecht fühle. Das ist, als würde man freiwillig seinen Partner verlassen, um nicht selbst verlassen zu werden. Oder als würde man gar nicht erst in den Urlaub fliegen, weil man ja enttäuscht sein könnte.

Und nun eine andere Bewertungsvariante:

Beispiel

Bneu Bewertung	Das ging ja schnell. Ich bin mal gespannt, was mich da erwartet.

Diese Bewertungsvariante führt zu leichter Freude und gespannter Erwartung angesichts der neuen Situation.

Absolute Forderer und Muss-Denker

Absolute Forderer und Muss-Denker machen aus ihren Wünschen absolute Forderungen oder ein unerbittliches Verlangen. Sie benutzen häufig Worte wie *unbedingt, fordern, müssen, darf nicht, gefälligst, bestehen auf, Anspruch, sollte, verlangen.* Sie glauben, grundsätzlich »jetzt« das bekommen zu müssen, was sie »unbedingt« haben wollen. Andere sollen grundsätzlich das tun oder lassen, was der absolute Forderer von ihnen verlangt. Wenn die Welt oder die anderen nicht so funktionieren, wie verlangt, reagieren Menschen dieses Denkstils mit Frustration, großem Ärger, Hass oder Wut mit aggressivem Verhalten. Häufig verbergen sich hinter diesen aggressiven Gefühls- und Verhaltensreaktionen Ängste.

Menschen dieses Denkstils vertreten einen unrealistischen, unbegründeten Anspruch an die Umwelt, an andere oder an das

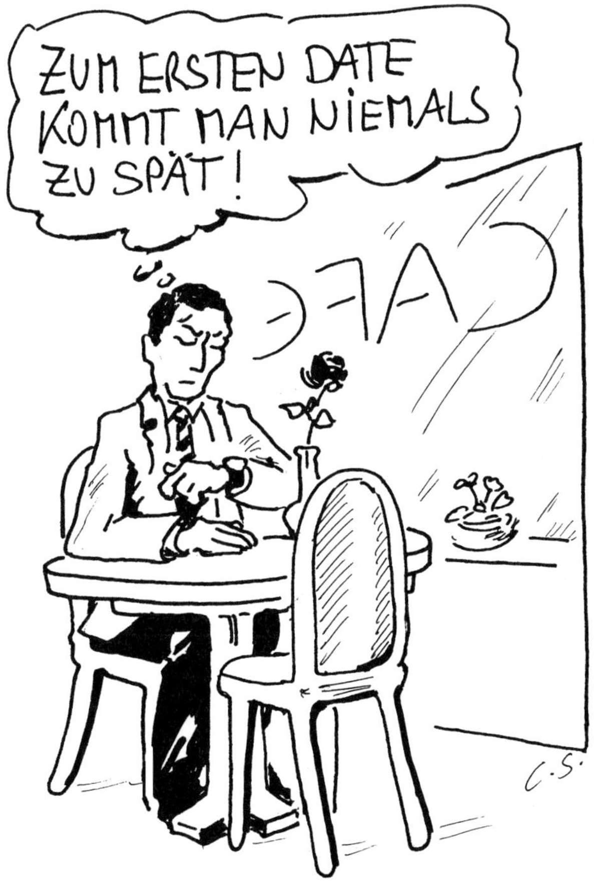

Schicksal. Das Erfüllen von Wünschen, die zunächst sehr verständlich erscheinen, wird als fast überlebensnotwendig verzerrt.

Bei genauerem Hinsehen erscheint es abwegig zu fordern, dass etwas sein *sollte* oder sein *muss*, wenn es doch tatsächlich nicht so ist. Unsere Umwelt existiert unabhängig von unseren Forderungen, wie sie gefälligst zu sein hat. Wenn sie aber existiert, wie könnten wir da sinnvollerweise fordern, sie sollte oder dürfte nicht so existieren, so funktionieren, sich so verhalten, wie sie es offensichtlich tut? Das wäre so, als wenn wir am 24. Dezember sagten: »Heiligabend muss es immer schneien«, obwohl es doch gerade regnet.

Beispiel

Herr Albers hatte einen Schlaganfall und kommt nun aus der Reha-Klinik zurück an seinen Arbeitsplatz. Er hat sich vorgenommen, *nie wieder* Überstunden zu machen und sich *nie wieder* so aufzuregen wie früher, denn das sei für ihn gefährlich. Er möchte mit allen Mitteln vermeiden, dass er erneut einen Schlaganfall bekommt, denn davor hat er große Angst.

A Ausgangssituation	Ich komme ins Büro, sehe meinen Schreibtisch mit Akten bedeckt und höre von meinem Kollegen: »Hoffentlich hast du dich gut erholt, hier ist einiges liegen geblieben. Ich fahre nächste Woche in Urlaub, schließlich habe ich hier die ganze Zeit die Stellung gehalten!«
B Bewertung	Die haben die Arbeit einfach liegen gelassen. Wenn der jetzt in Urlaub geht, muss ich auch noch für ihn mitarbeiten. Ich muss mich doch schonen, ich darf mich nicht überanstrengen, das ist gefährlich für meine Gesundheit. Die sollten gefälligst mehr Rücksicht nehmen! Das

darf ich mir nicht gefallen lassen! Die sind schuld, wenn ich noch einen Schlaganfall bekomme! Es ist eine Sauerei, wie die mit meiner Gesundheit umgehen!

Die Konsequenzen dieser Bewertung sind Wut und der damit verbundene Erregungsanstieg, den der Betroffene ja eigentlich vermeiden wollte.

Herr Albers sorgt sich um seine Gesundheit und fürchtet sich so sehr vor einem erneuten Schlaganfall, dass er glaubt, *unbedingt* jede Aufregung vermeiden zu *müssen*. Er hat allerdings noch nicht verstanden, dass er selbst für seine Gefühle und damit auch für die Aufregung zuständig ist. Nicht die anderen sind schuld, wenn er sich über etwas aufregen *muss*. Zum Beispiel, wenn mal wieder etwas nicht so ist, wie es seiner Meinung nach gefälligst zu sein hat. Sein hohes Erregungsniveau ist vielmehr auf eben dieses unnachgiebige Muss-Denken zurückzuführen.

Er wird lernen müssen, auch die für ihn unangenehmen Realitäten zu akzeptieren. Nur dann wird er sich in Zukunft tatsächlich weniger aufregen und ruhig und gelassen reagieren, wenn die Dinge nicht so laufen, wie er es möchte. Danach kann er sich dann ja überlegen, wie er damit umgehen will. Eine angemessene Bewertung könnte beispielsweise so lauten:

Bneu
Bewertung

Die scheinen meine Akten nicht bearbeitet zu haben. Wenn der Kollege in Urlaub geht, fällt wieder eine Kraft aus. Aber ich muss weder alle Akten auf einmal bearbeiten, noch muss ich für andere mitarbeiten. Ich werde so gut arbeiten wie möglich, ohne mich zu überanstrengen.

Wenn meinem Chef das nicht reichen sollte, wäre das sehr schade, aber meine Gesundheit ist mir wichtiger.

Gerechtigkeitsapostel

Gerechtigkeitsapostel besitzen eine klare Vorstellung von etwas, was sie »Gerechtigkeit« nennen. Sie reagieren mit Wut und Aggression, wenn sie etwas ungerecht finden. Sie können zahlreiche Beispiele für Ungerechtigkeit nennen, ein Alltagsbeispiel für Gerechtigkeit fällt ihnen aber meist nicht ein.

Gerechtigkeitsapostel fordern von ihren Mitmenschen und »dem Schicksal«, *unbedingt* ihrer persönlichen Auffassung von Gerechtigkeit zu folgen. In der Regel befassen sie sich hierbei mit den Zuständen und Begebenheiten, die für sie selbst von Nachteil sind.

! Gerechtigkeit ist nichts Beobachtbares, tatsächlich Existierendes, sondern ein künstlicher Begriff. Es gibt sie nicht wirklich.

Was wir persönlich gerecht finden, ist an die eigenen Moralvorstellungen und Normen gebunden. So entscheidet jeder für sich, was er für gerecht hält und ob er sich dementsprechend verhalten will.

Beispiel

Herr Vogel hatte einen Schlaganfall und hält sich zur Reha in einer Klinik auf. Ständig ist er damit beschäftigt, seinen Therapieplan mit den Plänen der anderen Patienten zu vergleichen. Er möchte unter allen Umständen vermeiden, dass er benachteiligt wird.

▶

A Ausgangssituation	Ich sitze am Sonntagabend in der Halle und vergleiche meinen Therapieplan mit dem von Herrn Schmidt. Herr Schmidt hat in der kommenden Woche zwei Einzel- und zwei Gruppentermine in der Sprachtherapie. Ich selbst habe nur drei Gruppentermine.
B Bewertung	Die haben mir einen Termin weniger gegeben als Herrn Schmidt. Und nicht nur das. Er hat zwei Einzeltermine und mich speisen sie mit der Gruppe ab. Das ist ungerecht! Mir steht die gleiche Behandlung zu wie Herrn Schmidt. Sauerei!

Auf diese Bewertung kann nur heftiger Ärger folgen.
Eine angemessene Bewertung könnte beispielsweise so lauten:

Bneu Bewertung	Die haben mir einen Termin weniger gegeben als Herrn Schmidt. Das finde ich blöd, ich hätte gern mehr Termine in der Sprachtherapie. Aber möglicherweise bedeutet das ja auch, dass meine Sprache schon so gut geworden ist, dass die Gruppentherapie ausreichend ist. Ich werde mal nachfragen, warum das so ist. Auf jeden Fall werde ich darauf achten, pünktlich zu meinen kostbaren Terminen in der Sprachtherapie zu erscheinen.

Auf diese Bewertung folgt bei Herrn Vogel leichte Unzufriedenheit (Ärger 1) darüber, dass er nicht mehr Termine in der Sprachtherapie hat. Das Erregungsniveau bleibt deutlich hinter dem der ersten Bewertungsvariante zurück.

Eine spezielle Variante von Gerechtigkeitsaposteln begegnet uns immer wieder in der neurologischen Rehabilitation: Betroffene, die bisher der Auffassung waren, dass Menschen ihre Gesundheit durch »gesundheitsbewusstes« Verhalten maßgeblich beeinflussen können: »Wer nicht raucht, nicht trinkt, kein Übergewicht hat, regelmäßig Sport treibt, Stress meidet und gelernt hat, ›positiv‹ zu denken, dem sollte doch eigentlich nichts zustoßen.« Auf diese Art gaukeln sie sich selbst vor, Gesundheit sei »kontrollierbar«. Sie bedenken dann allerdings nicht, dass sich gesundheitsbezogene Ratschläge zur Lebensführung auf Statistiken und Wahrscheinlichkeiten beziehen, die im Einzelfall ganz anders ausfallen können.

Gerechtigkeitsapostel reagieren empört, wenn sie zum Beispiel einen Schlaganfall bekommen, ohne dass hierfür eine Ursache bzw. ein persönliches Fehlverhalten (wie zum Beispiel Rauchen) gefunden wurde: »Womit habe ich das verdient? Und wieso hat das nicht der undisziplinierte, rauchende, dicke Nachbar?«

Es liegt auf der Hand, dass durch dieses Denkmuster Energie gebunden wird, die der Betroffene besser in seine Rehabilitation lenken würde. Besser, man verschwendet seine Zeit und Energie nicht damit, etwas zu fordern, was tatsächlich gar nicht existiert.

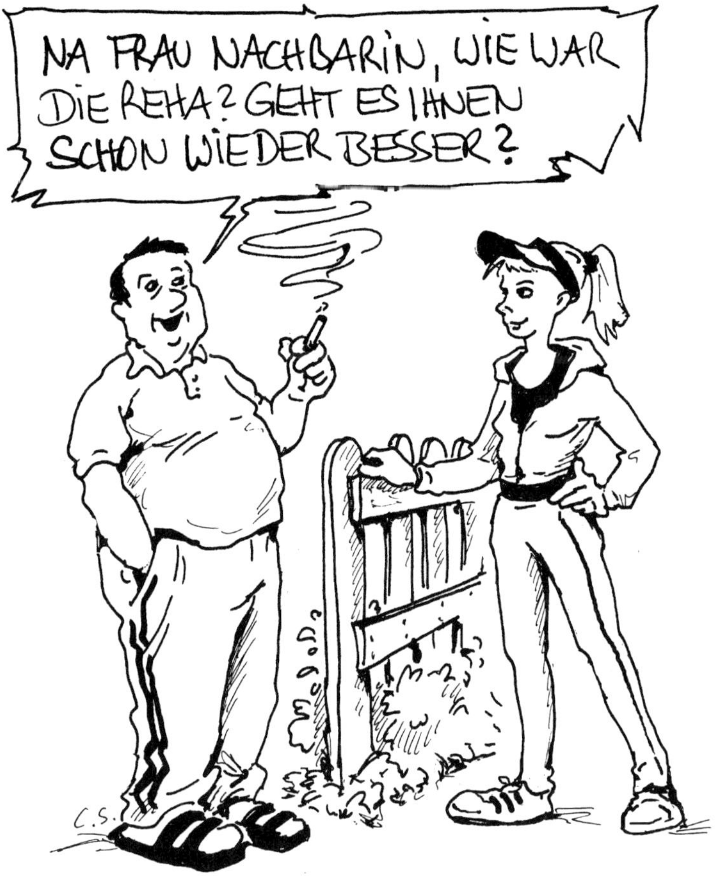
NA FRAU NACHBARIN, WIE WAR DIE REHA? GEHT ES IHNEN SCHON WIEDER BESSER?

Schwarz-weiß-Maler und Generalisierer

Schwarz-weiß-Maler und Generalisierer nehmen aufgrund eines einzelnen Vorfalls oder einiger weniger Beobachtungen eine ungerechtfertigte Verallgemeinerung vor. Sie schließen von einem Teil aufs Ganze, von einem auf alle, von heutigen Erlebnissen auf künftige Ereignisse.

Beispiel

Frau Meier hat in der Krankengymnastik eine Gehstrecke von 100 Metern geschafft. Danach ist sie vollkommen fertig und muss sich im Rollstuhl aufs Zimmer bringen lassen. Gestern hatte sie noch 120 Meter geschafft.

A Ausgangssituation	Ich sitze im Rollstuhl in meinem Zimmer.
B Bewertung	Ich musste mich hinsetzen und ausruhen. So sehr ich mich auch bemüht habe, ich konnte einfach nicht mehr. Ich werde von Tag zu Tag schlechter. Das geht eher rückwärts als vorwärts. Ich werde hier in der Reha keine großen Fortschritte mehr machen. Laufen kann ich wohl für immer vergessen.

Die Gefühlskonsequenz ist Deprimiertheit. Es liegt auf der Hand, dass solche Generalisierungen der Realität selten gerecht werden und schnell zu unangemessenen Gefühls- und Verhaltenskonsequenzen führen. Wenn sich die Denkweise von Frau Meier verfestigt, wird sie mit hoher Wahrscheinlichkeit tatsächlich kaum noch Fortschritte erzielen, weil ihr die Motivation zur engagierten Mitarbeit abhanden kommt.
Eine angemessene Bewertung könnte beispielsweise so lauten: ▶

B^{neu} Bewertung	Ich habe heute offenbar nicht so einen guten Tag wie gestern. Aber immerhin habe ich trotzdem 100 Meter geschafft. Die 120 Meter von gestern zeigen mir, was in mir steckt, dass ich noch mehr erreichen kann. Morgen probiere ich es wieder.

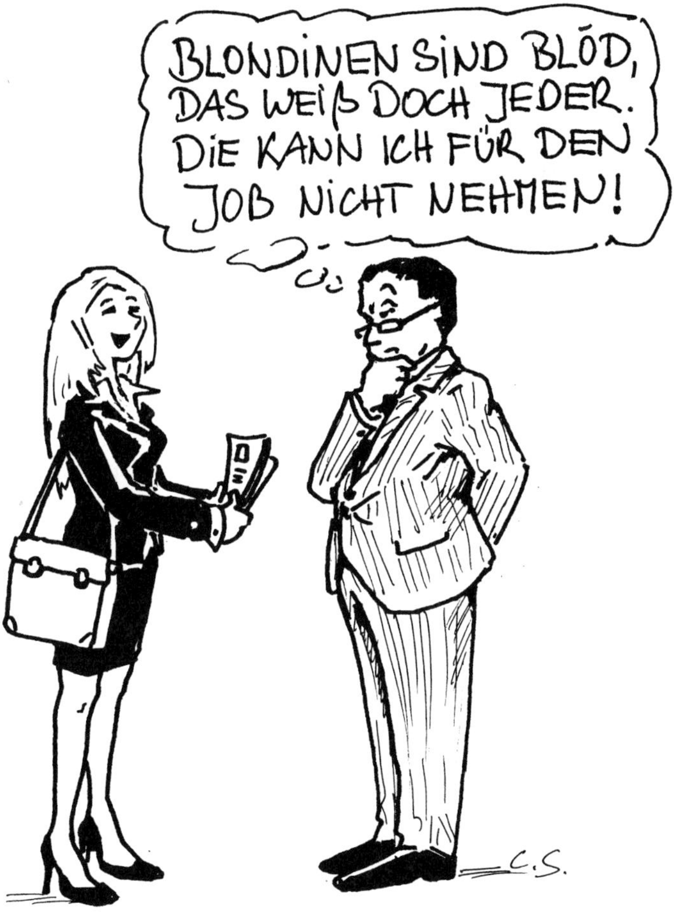
BLONDINEN SIND BLÖD, DAS WEIß DOCH JEDER. DIE KANN ICH FÜR DEN JOB NICHT NEHMEN!
C.S.

Menschenwertbestimmer

Menschenwertbestimmer versehen sich selbst und ihre Mitmenschen mit Etiketten, auf denen »wertvoll« oder »wertlos« steht. In Kapitel 6 werden wir ausführlich auf diese »Denkfalle« eingehen.

Null-Verzicht-Spezialisten

Null-Verzicht-Spezialisten fürchten sich davor, sich festzulegen und Stellung zu beziehen. Sie schieben Entscheidungen vor sich her, weil jede Entscheidung *für* etwas gleichzeitig bedeutet, auf die Vorteile der *anderen Alternative* verzichten zu müssen. Sie beschäftigen sich ständig mit drohenden Verlusten oder entgangenen Chancen. Unter allen Umständen möchten sie vermeiden, etwas zu verpassen oder zu verlieren. Dabei übersehen sie, was ihnen tatsächlich zur Verfügung steht, und versäumen, das zu genießen.

Null-Verzicht-Denkern fällt es schwer, die Nachteile und unangenehmen Konsequenzen ihrer Entscheidungen zu ertragen. Deswegen sind sie ständig auf der Suche nach *der* »optimalen« Lösung, nach der Alternative, die nur Genuss und null Verzicht mit sich bringt. Sie versuchen, die Lösung zu finden, die alle Vorteile in sich vereint und alle Nachteile vermeidet. Tatsächlich wissen wir aber alle, dass jede Medaille auch eine Kehrseite hat, dass alle Entscheidungen positive und negative Aspekte mit sich bringen.

Beispiel

Frau Hansen hat Konzentrationsstörungen. Die Neuropsychologin empfiehlt ihr eine Therapie am Computer. Frau Hansen macht die Arbeit am Computer gar keinen Spaß, weil sie die sehr anstrengend findet und mit ihrer Leistung unzufrieden ist.

▶

A Ausgangs-situation	Ich sitze am Rechner und bearbeite mein Therapieprogramm.
B Bewertung	So ein Mist. Das klappt nicht so, wie ich mir das vorstelle. Offensichtlich habe ich wirklich Konzentrationsstörungen. Mann, das ist sooo anstrengend! Draußen scheint die Sonne und Petra und Karin sitzen auf der Terrasse und genießen ihren Kaffee. Das will ich auch. Die Neuropsychologin sollte etwas eher unterschreiben, damit ich früher gehen kann.

Frau Hansen ist in mehrfacher Hinsicht unzufrieden: Sie beschäftigt sich gerade mit einer Sache, an der sie keinen Spaß hat, und wäre gern woanders. Gleichzeitig ist sie mit ihrer Leistung im Therapieprogramm unzufrieden. Um der mühsamen Arbeit an ihrem eigentlichen Ziel (Verbessern der Konzentrationsleistung) zu entgehen, möchte sie die kurzfristig attraktivere Alternative: einen Kaffee auf der Terrasse trinken. Damit käme sie ihrem eigentlichen Ziel jedoch nicht näher.
Eine angemessene Bewertung könnte beispielsweise so lauten:

B^{neu} Bewertung	Das klappt nicht so, wie ich mir das vorgestellt habe. Offensichtlich habe ich wirklich Konzentrationsstörungen. Das ist soo anstrengend. Schade, dass es mich so erwischt hat. Andererseits ist das ja klar. Wenn ich das alles locker könnte, müsste ich hier ja gar nicht sitzen. Ich will mich wirklich anstrengen, damit ich mich verbessern kann. Als Belohnung gönne ich mir nach dem Training einen Kaffee auf der Terrasse.

▶

Die Gefühlskonsequenz wäre Bedauern (leichte Trauer) darüber, dass es noch so ist, wie es ist.

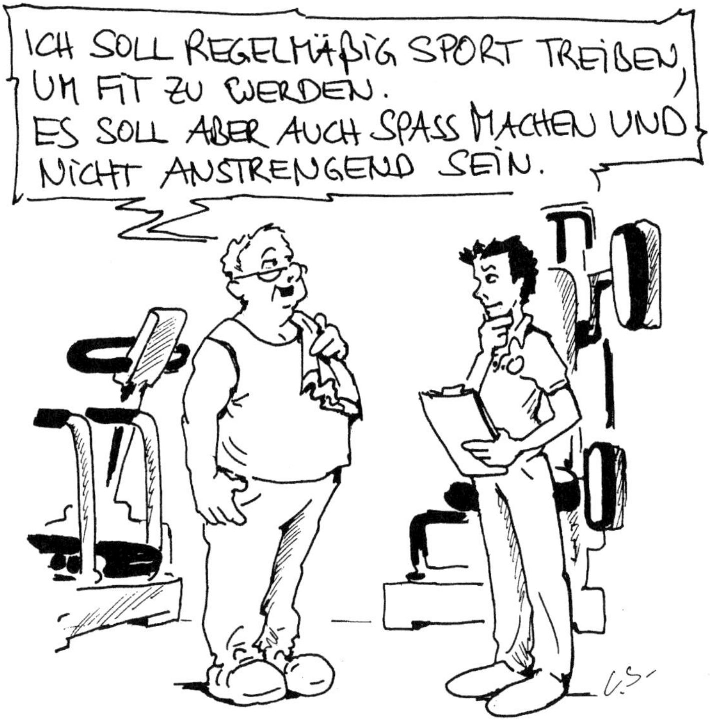
ICH SOLL REGELMÄẞIG SPORT TREIBEN, UM FIT ZU WERDEN.
ES SOLL ABER AUCH SPASS MACHEN UND NICHT ANSTRENGEND SEIN.

In Reha-Kliniken begegnen uns immer wieder Patienten, die sich dieses Denkstils bedienen. Zum Beispiel wollen sie in der Therapie nicht mit Dingen belästigt werden, die sie nicht gut können (zum Beispiel Aufmerksamkeitstraining am Computer), gleichzeitig erwarten sie aber, wieder »vollkommen« gesund zu sein, wenn sie die Reha-Klinik verlassen (siehe obiges Beispiel). Andere Null-Verzicht-Spezialisten möchten möglichst viele Therapie-Termine, beklagen sich aber gleichzeitig darüber, dass sie am

Abend vollkommen erschöpft sind. Wieder andere machen eine Diät, schimpfen dann aber über die kleinen Essensportionen.

Meinungsverkäufer und Tatsachenverdreher

! *Tatsachenaussagen* sind überprüfbar. Sie lassen sich beweisen oder widerlegen, sind entweder richtig oder falsch, stimmen mit der Realität überein oder nicht.

Meinungen können nicht überprüft, bewiesen oder widerlegt werden. Sie sind nicht wahr oder falsch, sondern stellen persönliche Sichtweisen und Werturteile dar.

Tatsachenaussagen können also richtig oder falsch sein. Im Gegensatz dazu können Meinungsäußerungen verschieden sein. Sie können sich sogar gegenseitig widersprechen, ohne dass eine

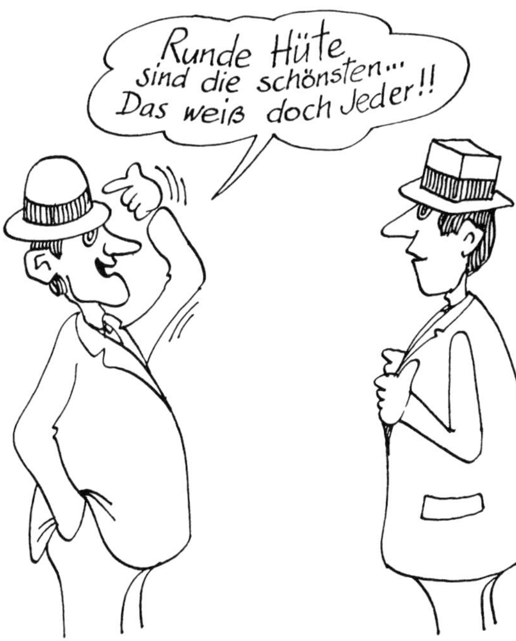

davon richtig oder falsch oder gut oder schlecht wäre. Wir können nur feststellen: Sie unterscheiden sich. Manche Meinungen werden häufiger vertreten als andere und erscheinen uns deshalb »normaler« oder plausibler. Hierdurch werden sie aber noch lange nicht zu Tatsachen.

Wenn wir selbst oder andere Meinungen und Tatsachenaussagen miteinander verwechseln, werden dadurch häufig Streitereien oder aggressive Auseinandersetzungen angezettelt. Der folgende Beispieldialog spielt sich zwischen zwei Patienten in der Halle der Reha-Klinik ab.

Beispiel

Patient 1	Dieser Laden hier ist das allerletzte! Fakt ist: Niemand kümmert sich um einen.	*Patient 1 stellt seine persönliche Meinung als Tatsache dar.*
Patient 2	Das stimmt doch gar nicht. Wie kannst du so etwas behaupten? Hier ist wirklich jeder bemüht und freundlich. Ich finde es total daneben, wie du dich hier aufführst.	*Patient 2 greift diese Darstellung auf und empört sich.*
Patient 1	Bemüht und freundlich! Ich lach' mich tot. Die letzte Klitsche ist das hier. Hier werde ich bestimmt nicht gesund. Ich muss sehen, dass ich einen anderen Reha-Platz bekomme.	*Patient 1 stellt erneut seine Meinung als Tatsache dar.*

Patient 2	*Erregt:* Das kann ich mir nicht weiter anhören! So ein Blödsinn, du solltest dich was schämen …	*Patient 2 reagiert mit heftigem Ärger*

Patient 2 geht in diesem Beispiel Patient 1 gewissermaßen auf den Leim. Patient 1 ist unzufrieden mit der Klinik. Bei dieser Unzufriedenheit handelt es sich um eine höchstpersönliche Meinung, mit der er allein da steht. Kein einziger Mitpatient pflichtet ihm bei. Er formuliert diese Meinung aber als Tatsache (Fakt ist …). Patient 2 sieht sich aufgefordert, eine Richtigstellung dieser, aus seiner Sicht falschen Darstellung der Fakten vorzunehmen. Unglücklicherweise regt er sich heftig über diese »Falschaussage« von Patient 1 auf. Hätte er erkannt, dass Patient 1 nur seine persönliche Meinung als Tatsache tarnt, wäre die Luft raus gewesen, der Ärger wäre nicht so hoch gekocht.

Patient 1	Dieser Laden hier ist das allerletzte! Fakt ist: Niemand kümmert sich um einen.	*Patient 1 stellt seine persönliche Meinung als Tatsache dar.*
Patient 2	Mit dieser Meinung stehst du ziemlich allein da. Ich kenne sehr viele Patienten, die zufrieden mit den Mitarbeitern sind und gerne immer wieder in diese Klinik kommen. Ich finde hier alle bemüht und freundlich.	*Patient 2 stellt, ganz nebenbei, klar, dass* Patient *1 eine Meinung und keine Tatsache äußert. Er selbst äußert anschließend seine Meinung (»Ich finde …«)*

▶

Patient 1	Bemüht und freundlich! Ich lach' mich tot. Die letzte Klitsche ist das hier. Hier werde ich bestimmt nicht gesund. Ich muss sehen, dass ich einen anderen Reha-Platz bekomme.	*Patient 1 stellt erneut seine Meinung als Tatsache dar.*
Patient 2	Wenn du meinst, Reisende soll man nicht aufhalten.	*Patient 2 akzeptiert die Meinung von* Patient *1.*

Verrenkungsdeuter

Verrenkungsdeuter leiten aus Situationen oder Ereignissen Schlussfolgerungen und Konsequenzen ab, die inhaltlich entweder völlig unsinnig, unbegründet und unlogisch oder doch zumindest sehr unwahrscheinlich und maßlos übertrieben erscheinen.

Vertreter dieses Denkstils deuten alles, was geschieht, so, dass es in ein bereits bestehendes Muster passt. Auf diese Weise werden einmal gefasste Ansichten und Meinungen immer wieder aufs Neue bestätigt und dadurch immer weiter gefestigt. Selbst wenn einmal etwas so gar nicht zur bereits festgelegten Sichtweise passt, wird das bestehende Denkmuster keinesfalls verändert. Vielmehr leugnet der Verrenkungsdeuter das Erlebte, tut es als *Zufall* ab – oder macht es durch Umdeuten passend.

Beispiel

Herr Zuber hat im Rahmen der neuropsychologischen Diagnostik ein überdurchschnittliches Ergebnis bei der Überprüfung der Konzentrationsfähigkeit erzielt. Die Untersucherin meldet ihm das zurück.

▶

A Ausgangssituation	Die Untersucherin sagt: »Sehr gut, Herr Zuber, das war überdurchschnittlich.«
B Bewertung	Das kann ich mir gar nicht vorstellen. Die sagt das bestimmt nur, um mich zu motivieren. Wahrscheinlich hat sie Mitleid mit mir. In Wirklichkeit war ich ganz schlecht in dem Test. Und dieses Lächeln kann die sich sparen. Ich weiß genau, dass das nicht von Herzen kommt.

Eine angemessene Bewertung könnte beispielsweise so lauten:

B^{neu} Bewertung	Wow, das hätte ich gar nicht gedacht. Da ist ja offenbar in meinem Kopf nicht alles kaputt gegangen.

Diese Bewertung hätte zu Freude geführt.

Frau Funke ist nach ihrem Schlaganfall zur Reha in einer Klinik angereist. Zum ersten Mal nimmt sie im Speisesaal an ihrem Tisch Platz. Eine Mitarbeiterin des Service-Personals stellt sie den Tischnachbarn vor. Aus dem Augenwinkel sieht sie, wie Betroffene am Nachbartisch miteinander reden und lachen.

A Ausgangssituation	Frau Funke sieht aus dem Augenwinkel, wie die Betroffenen am Nachbartisch miteinander reden und lachen.

►

B Bewertung	Ich weiß gar nicht, was ich jetzt machen soll. Die am Nachbartisch feixen sich eins und lachen über mich. Ich bin auch wirklich der letzte Heuler. Mit dem schiefen Gesicht und der Lähmung im Arm kann ich mich auch eigentlich nirgendwo sehen lassen. Mann, ist das peinlich. Meine Tischnachbarn werden genauso denken. Bestimmt bekomme ich hier keinen Anschluss.

Es liegt auf der Hand, dass solche Denkweisen leicht zu unangemessenen Gefühls- und Verhaltensreaktionen führen und schwerwiegende emotionale Probleme bewirken können (zum Beispiel Ärger, Deprimiertheit, Trauer, Scham, Angst). Frau Funke aus dem Beispiel wird eine solche Ausstrahlung haben, dass sich kein Tischnachbar trauen wird, sie anzusprechen. Wenn doch, ist die Wahrscheinlichkeit hoch, dass Frau Funke »etwas in den falschen Hals« bekommt und mit einer patzigen Antwort reagiert. *So* wird sie tatsächlich keinen Anschluss bekommen.

Eine angemessene Bewertung könnte so lauten:

B^{neu} Bewertung	Ich weiß gar nicht, was ich jetzt machen soll. Die am Nachbartisch feixen sich eins und lachen. Offensichtlich haben die Spaß. Das hat wahrscheinlich nichts mit mir zu tun. Vielleicht kann ich ja auch bald wieder so befreit lachen. Mal sehen, wie meine Tischnachbarn so sind. Vielleicht bekomme ich ja netten Anschluss.

Diese Bewertung hätte zu gespannter Erwartung geführt.

Wir halten fest:

> **!** Wir prüfen unsere Schlussfolgerungen künftig daraufhin, ob sie logisch und sinnvoll sind. Und wenn sie es sind, prüfen wir, ob die erwarteten Konsequenzen zwingend so eintreten werden oder nur eventuell oder unter bestimmten Bedingungen.

Applausfetischisten

Applausfetischisten bestimmen ihren Selbstwert nach der Höhe der Anerkennung, Zuwendung und Zuneigungsbeweise durch andere. Sie sind so ängstlich auf das Wohlwollen anderer fixiert, dass sie sich davor fürchten, die Wünsche und Forderungen der anderen abzuschlagen oder sogar selbst Forderungen zu stellen oder eigene Wünsche durchzusetzen. Sie trauen sich nicht, nach eigenen Normen und Zielvorstellungen zu leben. Vielmehr bemühen sie sich, für andere bequem und beliebt zu sein. Nichts fürchten sie so sehr, wie eventuell nicht mehr gemocht und allein gelassen zu werden. Das hätte, gemessen an den eigenen Maßstäben, einen Selbstwertverlust zur Folge.

In Kapitel 6 werden wir uns ausführlicher mit dieser Denkfalle beschäftigen.

Selbstschutzexperten

Selbstschutzexperten versuchen mit allen Tricks, ihre Schwachstellen zu verbergen oder zu überspielen. Dahinter steckt die Angst, dass man sie manipulieren und drangsalieren könnte, wenn man ihre persönlichen Eigenheiten, Schwächen und Fettnäpfchen kennt. Nichts fürchten Selbstschutzexperten so, wie hilflos, ausgeliefert, verletzlich und abhängig zu sein. In der Regel wirken sie sehr selbstsicher, teils resolut und zielstrebig, teils freundlich distanziert, zuvorkommend oder besonders gelassen. Manchmal erscheinen sie auch überheblich, arrogant oder zynisch. Oder sie versuchen, durch eine unterschwellig aggressive oder burschikose Art andere schon vorsorglich in die Schranken zu weisen.

Kommen Selbstschutzexperten in die Situation, krank, verletzlich und hilfsbedürftig zu sein, erfüllen sich gewissermaßen alle ihre Albträume. Sie haben keine Chance mehr, ihre Schwächen zu überspielen und werden sich helfen lassen »müssen«. Im Rahmen der Therapie versuchen Vertreter dieses Denkstils häufig hartnäckig, ihre Fassade aufrecht zu erhalten, und reagieren empört, wenn sie auf mögliche Defizite angesprochen werden. In der Therapie gilt aber: Nur, wenn Sie Ihre Schwachstellen und Defizite eingestehen, können Sie sie durch Übung und Therapie abbauen.

Beispiel

Frau Laurenz wurde von der Stationsärztin zu Gesprächen in der Abteilung für Neuropsychologie angemeldet. Im Erstgespräch fragt die Therapeutin nach ihrem Anliegen.

A Ausgangssituation	Ich sitze der Therapeutin gegenüber. Sie fragt, was sie für mich tun kann.
B Bewertung	Es geht mir wirklich schlecht. Ich weiß überhaupt nicht, wie es weitergehen soll. Aber das werde ich Frau Müller nicht sagen. Nein, nein, die kriegt nichts aus mir raus. Das mache ich mit mir allein aus. Wer weiß, wer sich sonst meine Schwäche zunutze macht.

Die Folge dieser Sichtweise ist, dass Frau Laurenz zwar kurzfristig vermeidet, über ihre Schwierigkeiten zu sprechen und »Schwäche« zu zeigen. Gleichzeitig verhindert sie aber, dass sie im Rahmen einer Therapie an der Verbesserung ihrer Situation arbeiten kann.

►

Eine angemessene Bewertung könnte so lauten:

Bneu Bewertung	Es geht mir wirklich schlecht. Ich weiß überhaupt nicht, wie es weitergehen soll. Frau Müller hat den ganzen Tag mit Leuten wie mir zu tun. Mit ihr kann ich offen über meine Probleme sprechen. Sie wird nicht schlecht über mich denken und sie hat auch nichts davon, mich runter zu machen. Ich denke, ich sollte diese Chance für mich nutzen und der Therapeutin vertrauen.

Diese Bewertung hätte zu leichter Angst angesichts der noch vorhandenen Restbefürchtungen geführt. Gleichzeitig hätte Frau Laurenz ihre Chance auf Verbesserung ihrer Situation gewahrt.

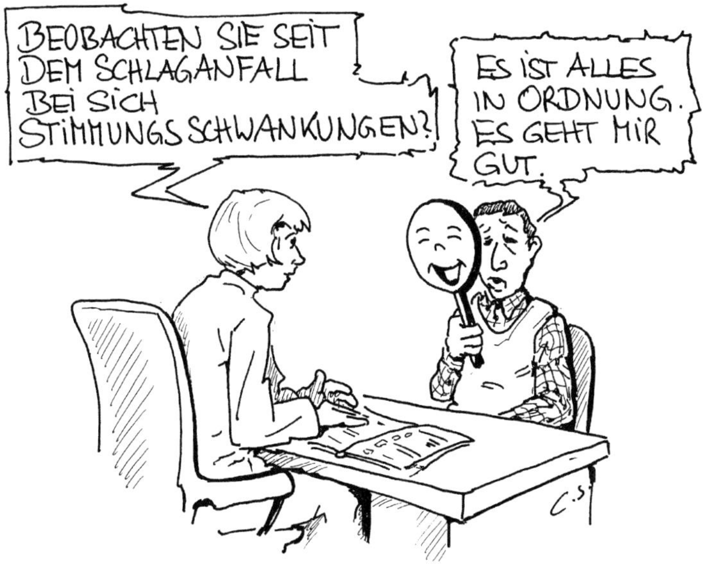
BEOBACHTEN SIE SEIT DEM SCHLAGANFALL BEI SICH STIMMUNGSSCHWANKUNGEN?
ES IST ALLES IN ORDNUNG. ES GEHT MIR GUT.
C.S.

Punktekämpfer

Punktekämpfer sind heftig darum bemüht, niemals im Unrecht zu sein, keine Fehler nachgewiesen zu bekommen, niemals Schwäche zu zeigen oder sich in Abhängigkeit zu begeben. Es geht ihnen darum, ihren Selbstwert zu erhalten. Denn den haben sie daran geknüpft, stark, unabhängig, unverwundbar, immer im Recht und fehlerlos zu sein.

Niemals kann ein Punktekämpfer akzeptieren, dass jemand anderes etwas besser kann oder ihm sagt, wo es langgeht.

Typischerweise sind Punktekämpfer aggressiv, dabei aber innerlich verletzt und traurig. Sie tun alles, um »ihr Gesicht nicht zu verlieren«.

Erleiden Menschen mit einem solchen Denkmuster eine neurologische Erkrankung, reagieren sie in der Regel zutiefst verunsichert: Alles, woran sie ihren Selbstwert hängen, ist zumindest vorübergehend nicht gegeben: Neurologische Patienten sind häufig schwach und auf Hilfe angewiesen. Insbesondere das Annehmen von Hilfe oder die Akzeptanz (Akzeptanz = Anerkennung, Annahme) von Leistungseinschränkungen fällt Punktekämpfern ausgesprochen schwer.

Beispiel

Der Arzt informiert Herrn Blume, dass er aufgrund seiner Aufmerksamkeitseinschränkungen für drei Monate auf's Autofahren verzichten soll.

A Ausgangssituation	Der Arzt sagt: »Herr Blume, es tut mir leid, aber infolge Ihrer Erkrankung sind die Aufmerksamkeitsleistungen im Moment nicht so, dass Sie Auto fahren können. Ich möchte Sie daher bitten, mindestens drei Monate nicht Auto zu fahren. Anschließend sollten Sie am besten eine

	Fahrverhaltensprobe machen, um von einem Fachmann einschätzen zu lassen, ob Sie das Autofahren wieder hinbekommen.«
B Bewertung	Der tickt ja wohl nicht richtig. Wie spricht der überhaupt mit mir, als wäre ich ein Kindergartenkind! Als ob ich nicht mehr Auto fahren könnte! Ich fahre seit 35 Jahren unfallfrei, das muss dieser Wicht mir erst mal nachmachen. Das kann ich doch alles durch Erfahrung ausgleichen!

Herr Blume reagiert in diesem Beispiel mit heftigem Ärger auf den Arzt, der vermeintlich keine Ahnung hat. Er weigert sich zunächst, die Fakten zur Kenntnis zu nehmen bzw. der Realität ins Auge zu sehen: Aktuell ist es unverantwortlich, Auto zu fahren. Dieser Ärger bringt Herrn Blume nicht weiter; er vergiftet vielmehr das Arzt-Patienten-Verhältnis. Damit hat es Herr Blume schwerer, in anderen Fragen vertrauensvoll mit dem Arzt zusammenzuarbeiten und das für ihn optimale Rehabilitations-Ergebnis zu erzielen.

Eine angemessene Bewertung könnte beispielsweise so lauten:

B^{neu} Bewertung	So ein Mist. Das hatte ich schon befürchtet. Die anderen Patienten dürfen ja auch nicht Auto fahren. Ich werde hart an mir arbeiten, vielleicht klappt es ja dann in drei Monaten wieder.

Die alternative Bewertung hätte zu angemessener Unzufriedenheit über die Fahreinschränkung geführt.

Punktekämpfer kämpfen im Rahmen der Rehabilitationsbehandlung oft »an vielen Fronten«, weil sie in der Regel mehrere gesundheitliche Defizite zu bearbeiten haben. Sie streiten auch dort, wo »erfolgreicher« Kampf nur zu Verlierern führt.

Verantwortungslose Untertanen

Verantwortungslose Untertanen haben eine klare Vorstellung davon, was sie für richtig halten und was sie wollen, trauen sich aber nicht, dies offen zu vertreten. Denn wenn ihr Vorschlag sich als ungünstig herausstellen würde, wären sie ja selbst dafür verantwortlich. Vor Verantwortung scheuen Vertreter dieses Denkstils aber zurück. Sie glauben, unbedingt einen Stärkeren zu brauchen, der für sie die Verantwortung trägt. Bei von neurologischen Erkrankungen Betroffenen ist dies in der Regel der Arzt, manchmal auch die Therapeuten: »Die werden am besten wissen, was gut für mich ist.«

Beispiel

Die Stationsärztin informiert Herrn Krause, dass man eine Verlängerung des Aufenthalts in der Rehaklinik für sinnvoll hält und diese auch schon beim Kostenträger veranlasst habe.

A Ausgangssituation	Die Stationsärztin sagt: »Herr Krause, wir sind sehr zufrieden mit Ihrer Entwicklung. Sie machen Fortschritte und arbeiten überall tadellos mit. Solche wie Sie hätten wir hier gern öfter. Wir haben eine Verlängerung von zwei Wochen beantragt. Ich gehe mal davon aus, dass das in Ihrem Sinne ist.«
B Bewertung	Mist. Das passt mir gar nicht. Mein Jüngster wird eingeschult und ich möchte eigentlich dabei sein. Aber wenn die Ärztin meint … Die wird wissen, was gut für mich ist.

▶

Diese Bewertung führt dazu, dass Herr Krause sein vorrangiges Ziel (bei der Einschulung des jüngsten Sohnes dabei zu sein) verschweigt und der Ärztin nicht widerspricht. Hieraus ergibt sich, dass er sein Ziel nicht erreichen kann. Entsprechend reagiert er mit Frustration, Trauer, Ärger und möglicherweise der Angst davor, wie seine Familie auf diese Nachricht reagieren wird.

Eine angemessene Bewertung könnte beispielsweise so lauten:

Bneu Bewertung	Mist. Das passt mir gar nicht. Mein Jüngster wird eingeschult und ich möchte eigentlich dabei sein. Das ist mir sehr wichtig. Ich werde mit der Ärztin reden und ihr die Situation erklären. Ich hoffe, dass sie das versteht. Wenn nicht, wäre das schade, aber mein Sohn ist mir wichtiger.

Bei dieser alternativen Bewertung bezieht Herr Krause klar Stellung. Er ist bereit, seine Sichtweise offen zu vertreten und die Verantwortung hierfür zu übernehmen. Sein Ziel kann er auf diese Weise erreichen.

Welche Konsequenzen hat es, wenn wir einen Stärkeren suchen und ihm sämtliche Verpflichtungen und Verantwortung übertragen?

Im Rahmen der neurologischen Rehabilitation ist es sehr wichtig, dass die Betroffenen *selbst* Ziele haben, wissen, was sie möchten und was nicht. Ärzte und Therapeuten können dies unmöglich für die Betroffenen übernehmen. Und selbst, wenn sie es täten, müsste der Betroffene später mit den Folgen der »über seinen Kopf hinweg« getroffenen Entscheidungen (allein) leben. Es gibt sehr oft verschiedene Wege und Möglichkeiten im Rahmen der neurologischen Rehabilitation: So kann man versuchen, eine stufenweise berufliche Wiedereingliederung zu veranlassen, man kann aber auch einen Rentenantrag stellen. Man kann eine ambulante Weiterbehandlung empfehlen, man kann aber auch Abstand davon nehmen. Diese Liste ließe sich lange fortsetzen. Wenn der Betroffene möchte, dass die Dinge in seinem Sinne geregelt werden, bleibt ihm kaum etwas anderes übrig, als offen seine Meinung zu vertreten.

Wenn wir uns als Erwachsene immer noch anderen gegenüber untertänig verhalten, wird das natürlich auch fatale Auswirkungen auf unsere Selbsteinschätzung und auf unser Selbstvertrauen haben. Wer sich nicht traut, seine (heimlichen) Ziele offen zu verfolgen, wird sie natürlich auch nie erreichen. Erfolgserlebnisse sind also nicht möglich. Entsprechend frustriert mit uns selbst oder anderen reagieren wir dann.

6 Leiste ich nicht (mehr) genug?

Sehr viele neurologisch geschädigte Menschen haben mit Selbstwertproblemen zu kämpfen.

Definition

Von einem **Selbstwertproblem** spricht man, wenn jemand seinen eigenen Wert von bestimmten Merkmalen, Leistungen oder Eigenschaften abhängig macht. Er gerät dann in schwere gefühlsmäßige Turbulenzen, wenn er diesen Wertmaßstäben nicht genügen kann oder wenn so ein Versagen droht.

Menschenwertbestimmer

Viele von einem Selbstwertproblem Betroffene waren schon vor ihrer Erkrankung »Menschenwertbestimmer« (siehe auch Kapitel 5, S. 76). Sie waren damit beschäftigt, die Menschen aus ihrer Umgebung und sich selbst nach bestimmten Maßstäben einzustufen und daraus ihren Wert als Mensch abzuleiten. Weit verbreitete Maßstäbe hierfür sind (beruflicher) *Erfolg* oder die *Beliebtheit* bei anderen. Wer seinen Wert nach solchen Konzepten bestimmt, für den ergibt sich infolge seiner Erkrankung/seines Unfalls gewissermaßen »zwangsläufig« ein verschärftes Selbstwertproblem. In der Regel werden durch die Erkrankung/den Unfall körperliche oder geistige Leistungseinschränkungen hervorgerufen, die ein uneingeschränktes Fortführen der beruflichen Laufbahn und privater Aktivitäten zumindest erschweren.

Zahlreiche hiervon Betroffene berichten auch über vermehrte Konflikte mit ihrer Familie (vgl. Kapitel 9) und mit Freunden oder Kollegen. Häufig »verabschieden« sich einige Freunde oder Bekannte dauerhaft.

Selbst wenn die Rehabilitation optimal verläuft, gelingt es den meisten nicht, wieder »der/die Alte« zu werden und somit nach ihren Selbstwertmaßstäben den alten »Wert« zu erhalten. Damit das nicht zu einem vermeidbaren Selbstwertproblem führt, lohnt es sich, sich mit dem Thema »Selbstwert« und den dafür zuvor gewählten Maßstäben zu beschäftigen. Nur wer die eigenen Ideen und Messlatten zu diesem Thema kennt, kann diese dann auch auf Angemessenheit überprüfen und unnötige Selbstwertprobleme vermeiden. Dazu gehört, eine Art der Selbstbewertung zu schaffen, die nicht pauschal auf Leistung, Beliebtheit oder Ähnliches abstellt. Sondern Sie sollten lernen, die eigene Person aus unterschiedlichen Blickwinkeln zu betrachten und zu bewerten. Wie man so ein »Selbstbild« erstellen kann, betrachten wir weiter unten.

Was ist das: ein wertvoller Mensch? Zunächst beschäftigen wir uns mit der Frage: »Was ist das überhaupt: ein wertvoller Mensch?« Und: »Wie kann man den Wert eines Menschen und speziell den eigenen sinnvoll bestimmen?«

Manche würden spontan, also ohne lange darüber nachzudenken, antworten, dass selbstverständlich alle Menschen wertvoll seien und das zum Beispiel mit religiösen Motiven begründen.

Aber ist der Vergewaltiger einer alten Dame aus dem Pflegeheim genauso wertvoll wie die dort aufopfernd arbeitende Pflegerin?

Manchem kommen da gewisse Zweifel.

Also schauen wir uns noch einmal genau an, wie jemand den Wert eines Menschen bestimmt.

Beispiel

Herr Müller bestimmt den Wert eines Menschen

Herr Müller: Naja, möglicherweise mache ich da schon Unterschiede. Es gibt schon bestimmte Kriterien, die ein Mensch erfüllen sollte, um wertvoll zu sein.

Therapeutin: Aber welche sollen das denn sein?

Herr Müller: Er sollte etwas für die Gesellschaft leisten, beruflich gut dastehen und korrekt seine Steuern zahlen. Alternativ kann man sich auch um die Familie und pflegebedürftige Angehörige kümmern. Auf jeden Fall ist ein wertvoller Mensch fleißig, freundlich, sozial eingestellt, ehrlich, zuverlässig und hilfsbereit.

Therapeutin: Wie sieht es mit Schönheit, Intelligenz, Reichtum, Gesundheit aus?

Herr Müller: Das ist selbstverständlich nicht so wichtig! Schönheit und Intelligenz wurden einem vom lieben Gott mitgegeben, ohne dass man etwas dafür tun musste. Reichtum kommt häufig auch schon von den Generationen vorher und wurde vererbt. Wo kämen wir denn mit unserer Demokratie hin, wenn Reiche wertvoller wären als Arme! Kranke und Behinderte sind selbstverständlich auch wertvoll und verdienen es, dass man sich ordentlich um sie kümmert.

Therapeutin: Oh, Das ist interessant. Gilt das denn auch für Sie? Sie sind krank und leiden zumindest zurzeit unter körperlichen und/oder geistigen Einschränkungen. Sind Sie deswegen auf keinen Fall weniger wert?

►

Herr Müller:	Äh, eigentlich schon …, aber irgendwie auch nicht.
	[*Herr Müller gerät an dieser Stelle ins Stolpern. Denn er gehört zu den Betroffenen, die sich selbst abwerten, weil sie krank und auf Hilfe angewiesen sind.*]
Therapeutin:	Wie meinen Sie das?
Herr Müller:	Nun, Kranke und Behinderte sind selbstverständlich auch wertvoll. Zumindest gilt das für andere Menschen, zum Beispiel für das Kind meiner besten Freundin, das mit dem Down-Syndrom geboren wurde, oder für meine Großtante, die im Pflegeheim lebt. Bei mir selbst ist das etwas anderes: Mich selbst finde ich nur wertvoll, wenn ich gesund bin oder zumindest unabhängig von der Hilfe anderer Menschen.
Therapeutin:	Das klingt ja so, als ob Sie zweierlei Maßstäbe anlegen: einen für sich selbst und einen für den Rest der Menschen. Stimmt das?
Herr Müller:	Ja, irgendwie schon.
Therapeutin:	Finden Sie das logisch?
Herr Müller:	Nein, logisch nicht. Aber ich habe schon immer von mir mehr verlangt als von den anderen. Ich beurteile mich selbst strenger als andere.
Therapeutin:	Wozu?
Herr Müller:	Vermutlich, um auf der sicheren Seite zu sein. Um garantiert gut zu sein.
Therapeutin:	Und wann sind Sie demnach ein wertvoller Mensch?

▶

Herr Müller:	Wenn ich besser bin. Ich muss besser sein als andere, um etwas zu taugen.

Wenn Sie sich hier wiedererkannt haben, gehören Sie zu denen, die ihren eigenen Wert mit einem viel strengeren Maßstab messen als den Wert anderer Menschen.

Aber wozu das? Macht das Sinn? Warum sollten Sie selbst besser sein, mehr leisten, mehr können usw. als alle anderen? Mit an Sicherheit grenzender Wahrscheinlichkeit werden Sie diesen besonderen Anforderungen, die Sie für sich selbst aufstellen, sowieso nicht gerecht werden können. Höchstwahrscheinlich werden Sie die Latte immer wieder reißen, niemals mit sich zufrieden sein, niemals das unrealistische Ziel erreichen. Wahrscheinlich sind Sie dann irgendwann völlig frustriert – so wie die meisten anderen, die so denken.

Aber schauen wir uns doch einmal die Punkte an, die ein wertvoller Mensch nach Ansicht des Herrn Müller erfüllen sollte.

Übung

Und jetzt Sie: Stellen Sie Ihre eigene Punkte-Liste auf, die wertvolle Menschen erfüllen müssen, bevor Sie weiterlesen.

In der Regel machen Menschen mit einem Selbstwertproblem ihren Wert pauschal von Leistung, Beliebtheit oder Moral abhängig.

Lauschen wir an dieser Stelle beispielhaft zwei Gesprächen. Im ersten Beispiel wird deutlich, dass Frau Anders ihren Wert vom Erfüllen hoher moralischer Ansprüche und der Beliebtheit bei anderen abhängig macht. Herr Pauli im zweiten Beispiel hingegen verknüpft seinen persönlichen Wert mit (beruflicher) Leistung.

Gespräch zwischen zwei Schlaganfall-Betroffenen in der Reha-Klinik
Frau Anders strebt (bedingungslos) danach, anderen zu gefallen und damit ein »guter Mensch« zu sein. Frau Blanke hat Bedenken, ob das gut gehen kann

Beispiel

Frau Anders möchte ein guter Mensch sein

Frau Anders:	Wenn ich wieder nach Hause komme, werde ich endlich wieder an den Chorproben teilnehmen können. Ich freue mich schon sehr auf die anderen Sänger; die warten bestimmt schon sehnsüchtig auf mich. Vor meiner Erkrankung habe ich einer Mitsängerin versprochen, mit ihr nach Berlin zu fahren, um sie bei verschiedenen Behördengängen zu begleiten, die ist immer so unsicher, wenn sie so etwas alleine machen muss. Und eine andere hat am Wochenende nach meiner Entlassung Goldene Hochzeit, da muss ich unbedingt beim Kränzen helfen und ein oder zwei Torten backen, die sind ja beim Konditor unbezahlbar. Ja, und meine Tochter wartet auch sehnlichst darauf, dass ich ihr die Kleinen abnehme, damit sie sich mal wieder einen schönen Restaurantbesuch mit ihren Freundinnen gönnen kann.
Frau Blanke:	Da haben Sie ja ganz schön viel Programm.
Frau Anders:	Ja, das stimmt. Wenn ich genauer darüber nachdenke, könnte es auch ein bisschen viel für den Anfang sein, aber was soll man machen. Man tut ja, was man kann.

►

Frau Blanke:	Gönnen Sie sich zwischendurch auch mal eine Pause?
Frau Anders:	Pause kann ich machen, wenn ich tot bin. Nein, Scherz beiseite. Für Pausen habe ich eigentlich keine Zeit. Ich würde schon gerne den einen oder anderen Nachmittag einfach mal was für mich machen, zum Beispiel in die Sauna gehen oder ein Buch lesen oder einfach mal faul sein. Aber das kann ich nicht machen, dann wären die anderen von mir enttäuscht.
Frau Blanke:	Und was wäre dann?
Frau Anders:	Das wäre schrecklich. Ich möchte niemanden enttäuschen. Es ist mir ganz wichtig, dass man sich auf mich verlassen kann. Ich bin immer für die anderen da.
Frau Blanke:	Machen Sie auch manchmal Ausnahmen von dieser Regel?
Frau Anders:	Wie meinen Sie das, ob ich auch manchmal nicht für die anderen da bin? Eigentlich nie, ich hätte dann ein schlechtes Gewissen. Das wäre asozial, denn ein sozialer Mensch kümmert sich um die anderen und ich bin ein sozialer Mensch. Das gehört sich so, das ist meine Pflicht.
Frau Blanke:	Wie kommen Sie da drauf?
Frau Anders:	Wie?
Frau Blanke:	Wie kommen Sie darauf, dass es Ihre Pflicht ist, sich um die anderen zu kümmern?
Frau Anders:	Da habe ich noch nie drüber nachgedacht. Wahrscheinlich haben meine Eltern mir das so beigebracht – mein Vater war Pfarrer und

	meine Mutter hat in der Gemeinde mitgearbeitet. Die waren auch immer für die Leute da.
Frau Blanke:	Und Sie möchten auch nach diesen Regeln leben?
Frau Anders:	Ja, natürlich. Ich könnte gar nicht in den Spiegel schauen, wenn ich mich nicht um andere kümmern würde. Außerdem möchte ich ja auch, dass die anderen mich für einen guten Menschen halten.
Frau Blanke:	Na dann, viel Erfolg. Hoffentlich wird das nicht zu viel für Sie.

Gespräch zwischen Herrn Pauli (Schlaganfall-Betroffener) und der behandelnden Neuropsychologin

Therapeutin:	Sie sagten am Ende unseres letzten Gesprächs, dass Sie einen Zusammenhang zwischen dem Schlaganfall und Ihrer beruflichen Situation sehen. Wie kommen Sie darauf?
Herr Pauli:	Ich habe in den letzten Monaten vor dem Schlaganfall wie ein Verrückter gearbeitet. Mein Chef hat immer mehr verlangt, ich habe regelmäßig Überstunden gemacht und konnte zuhause gar nicht mehr abschalten. Für meine Frau und meine Kinder habe ich keine Zeit und auch keine Nerven mehr gehabt – ein Wunder, dass meine Frau mich nicht verlassen hat. Nachts konnte ich nicht schlafen, weil ich über die Arbeit nachgedacht habe. Natürlich ist mir der Gedanke gekommen, dass es so nicht weitergehen kann, aber ich wusste einfach keine Lösung, ich hatte keine Ahnung, ►

	wie ich aus dieser Situation rauskommen könnte.
Therapeutin:	Welche Befürchtungen haben Sie denn dabei gegeneinander abgewogen?
Herr Pauli:	Na ja, einerseits habe ich natürlich befürchtet, meine Frau würde das nicht mehr länger mitmachen. Sie hat sich ja schon lange darüber beklagt, dass ich kaum noch Zeit für die Familie habe, und wenn doch, dass ich mich dann gereizt und unausstehlich verhalte. Andererseits das ständige Genörgel meines Chefs. Dem konnte ich es nie recht machen … Irgendwie hat mich das noch mehr belastet.
Therapeutin:	Wie das?
Herr Pauli:	Na ja…, wenn ich den Job nicht behalte, kann ich meine Familie womöglich nicht mehr so versorgen, wie es notwendig ist. Ich würde mir dann wie ein totaler Versager vorkommen.
Therapeutin:	Ah ja. Durch den Schlaganfall wurden Sie dann ganz plötzlich aus dem Alltag gerissen. Wie hat denn Ihr Chef reagiert?
Herr Pauli:	Der interessiert sich, auf Deutsch gesagt, einen Scheißdreck für mich. Da ist nichts gekommen, nicht mal eine Genesungskarte. Offensichtlich bin ich für den nur interessant, wenn ich schuften kann.
Therapeutin:	Wie schätzen Sie Ihre Chancen ein, an Ihre alte Arbeitsstelle zurückzukehren?
Herr Pauli:	Ich denke, die Chancen sind gut. Die Halbseitenlähmung ist rückläufig und meine Konzentrationsstörungen habe ich ja inzwischen

	auch im Griff. Dr. Schulze meinte, wenn meine Genesung so fortschreiten würde, könnte ich nach der Entlassung aus der Reha-Klinik noch zwei oder drei Wochen krankgeschrieben werden, und dann wäre ich wieder so weit, arbeiten zu gehen.
Therapeutin:	Wollen Sie so weitermachen wie vor Ihrer Erkrankung?
Herr Pauli:	Das ist ja gerade mein Problem. Aus meiner Sicht hat mich mein Job ja in den Schlaganfall getrieben. Das soll mir ja nicht noch mal passieren. Ehrlich gesagt weiß ich aber nicht, wie ich es schaffen soll, das zu verändern.
Therapeutin:	Welche Veränderung wäre aus Ihrer Sicht denn sinnvoll?
Herr Pauli:	Na, als erstes sollte ich mal auf Überstunden verzichten. Das würde aber bedeuten, dass ich nicht mehr so viele Arbeitsaufträge übernehmen könnte. Mein Chef wäre natürlich sauer. Der würde mir vorhalten, dass ich zu wenig schaffe. Und ich fände es auch übel, wenn andere Kollegen dann besser wären als ich.
Therapeutin:	Was hätte das denn für Sie zu bedeuten, wenn die auf einmal besser wären als Sie?
Herr Pauli:	Das fände ich ganz schrecklich. Ich hab im Beruf ja schließlich auch einen Ruf zu verlieren. Ich war immer der, der alles gewusst hat, der auf jedes Problem die passende Antwort hatte. Mir macht so schnell keiner was vor. Wenn mir andere Kollegen vorgezogen wür-

►

den, wäre ich ein Loser, dann hätte ich total versagt.

Therapeutin: Verstehe ich Sie richtig, dass Sie einerseits in Ihrem übermäßigen beruflichen Engagement eine wesentliche Ursache für Ihren Schlaganfall sehen, dass Sie aber andererseits in Zukunft nicht kürzer treten wollen, weil Sie nicht auf die Anerkennung im Beruf verzichten möchten?

Herr Pauli: Tja, da haben Sie mich wohl erwischt.

Therapeutin: Wobei habe ich Sie erwischt?

Herr Pauli: Bei einem Widerspruch. Klar, Sie haben schon Recht. Ich möchte einerseits nicht noch einmal einen Schlaganfall bekommen, andererseits aber genauso viel Ansehen und Bestätigung durch meinen Job bekommen, wie vor dem Schlaganfall – das geht irgendwie nicht zusammen. Ich muss mich da schon entscheiden.

Therapeutin: Zwischen welchen Alternativen möchten Sie entscheiden?

Herr Pauli: Entweder mach ich so weiter wie vor der Erkrankung und liege bald in der Kiste unter der Erde, oder ich trete kürzer und bekomme weniger Anerkennung.

Therapeutin: Was würde es für Sie bedeuten, weniger Anerkennung zu bekommen?

Herr Pauli: Das wäre schon schlimm. Wenn ich beruflich nicht mehr so auftrumpfen kann wie bisher, bin ich nur noch eine halbe Portion. Dann kann ich mich selbst kaum noch ernst nehmen. Ich wäre dann einer der Millionen Schlipsträger, die ihre acht Stunden im Büro absitzen ▶

und nicht mehr leisten, als sie müssen. So ein 08/15-Typ. Ich würde mir vollkommen wertlos vorkommen.

In beiden Gesprächen wird deutlich, dass die Betroffenen durch ihre Art der Selbstwertbestimmung in einen Konflikt geraten. Angesichts ihrer gesundheitlichen Situation wäre es sinnvoll, kürzer zu treten. Wenn sie dies aber tatsächlich tun, kommen sie sich wertlos vor. Das führt zu den entsprechenden psychischen Problemen mit Gefühlen wie Angst, Scham, Niedergeschlagenheit und Deprimiertheit. Eine psychotherapeutische Begleitung erscheint hier in jedem Fall sinnvoll.

! Wer seinen Selbstwert an Leistung knüpft und davon abhängig macht, wird den Großteil seiner Zeit und Energie darauf verwenden, diesem Maßstab zu genügen. Man wird darüber hinaus ängstlich darauf bedacht sein, nur ja keine Fehler zu machen, leistungsfähig und erfolgreich zu bleiben, um keinen Wertverlust zu erleiden.

Wer den Selbstwert von der Beliebtheit und der Zuneigung anderer abhängig macht, wird seine Zeit und Energie damit verbringen, alles zu tun, was andere möchten und alles unterlassen, was deren Missfallen erregen könnte. Man wird ängstlich darauf bedacht sein, nur ja keine Ablehnung zu erhalten, dann das würde ja einen Wertverlust bedeuten.

Leistungs- und beliebtheitsorientierte Selbstwertkonzepte lassen sich auch miteinander kombinieren. Zum Beispiel wenn jemand versucht, Beliebtheit über Leistung zu erlangen oder wenn jemand die Menge seiner Freunde als Leistungsmerkmal ansieht.

Moralische Maßstäbe setzen sich meist aus Leistung und Beliebtheit zusammen und bilden Mischformen dieser Konzepte.

Beispiel

Herr Müller prüft seinen Wertmaßstab

Betrachten wir nun nochmals das obige Beispiel von Herrn Müller (Seite 94). Er hatte ja notiert, welche Kriterien ein Mensch erfüllen muss, um wertvoll zu sein:

Ein wertvoller Mensch sollte …

- etwas für die Gesellschaft leisten,
- beruflich gut dastehen und korrekt seine Steuern zahlen,
- alternativ kann er sich auch um die Familie und pflegebedürftige Angehörige kümmern,
- fleißig sein,
- freundlich sein,
- sozial eingestellt sein,
- ehrlich sein,
- zuverlässig sein,
- hilfsbereit sein.

Als sie diese Liste anschaut, fragt Herrn Müllers Therapeutin:

Therapeutin: Und wer diese Vorgaben erfüllt, den halten Sie für einen wertvollen Menschen?

Herr Müller: Ja klar, das sind die Kriterien für einen wertvollen Menschen.

Therapeutin: Und wenn eines dieser Merkmale fehlt, halten Sie ihn für ein wertloses Subjekt?

Herr Müller: Das ist etwas übertrieben, aber weniger wert wäre er schon.

Therapeutin: Kennen Sie einen wertvollen Menschen?

Übung

Und jetzt Sie: Machen Sie Ihre eigene Aufstellung »wertvoller Menschen«, bevor Sie weiterlesen.

Beispiel

Herr Müller:	Ja klar. Meine Frau und meine Kinder und meinen Freund Klaus.
Therapeutin:	Und die sind alle gleich viel wert?
Herr Müller:	Ja, schon.
Therapeutin:	Und die erfüllen alle Ihre genannten Kriterien gleich gut?
Herr Müller:	Das nun weniger.
Therapeutin:	Und trotzdem sind es gleich wertvolle Menschen?
Herr Müller:	Ja, schon.
Therapeutin:	Das verstehe ich nicht. Wie passt das zu Ihrer Forderung, wie wertvolle Menschen zu sein haben?
Herr Müller:	Stimmt. Das passt irgendwie nicht. Vielleicht habe ich zu spezielle Normen angelegt. Jedenfalls sind das für mich wertvolle Menschen.
Therapeutin:	Obwohl sie manchmal gegen Ihre aufgestellten Bedingungen verstoßen und sie nicht gleich gut erfüllen?
Herr Müller:	Ja, leider.
Therapeutin:	Aber dennoch sind sie weiterhin gleich wertvoll?
Herr Müller:	Ja.
Therapeutin:	Wie bringen Sie das unter einen Hut mit den aufgestellten Eigenschaften für wertvolle Menschen?
Herr Müller:	Die muss ich wohl relativieren, abdämpfen, einschränken.

▶

Therapeutin:	Oder Ihre Frau, Ihre Kinder und Ihren Freund Klaus als wertlos ansehen.
Herr Müller:	Nein, das auf keinen Fall! Ich muss das relativieren.
Therapeutin:	Und wie?
Herr Müller:	Wertvolle Menschen erfüllen überwiegend die von mir vorgegebenen Kriterien.
Therapeutin:	Was meinen Sie mit überwiegend? Über 50 Prozent des Erreichbaren?
Herr Müller:	Das weiß ich auch nicht so genau. So viel wie möglich natürlich. Aber sagen wir mal: Mindestens zu 75 Prozent des Erreichbaren.
Therapeutin:	Also, wer zum Beispiel 75 Prozent des Erreichbaren im Beruf erreicht hat, den finden Sie wertvoll?
Herr Müller:	Das klingt irgendwie schräg – wie soll ich das denn messen können? Das ist unrealistisch und unangemessen.

Übung

Und jetzt Sie: Überprüfen Sie, wie in obigem Beispiel, nun Ihre eigene Liste »wertvoller Menschen«.

Geht es Ihnen auch so, dass diese Menschen Ihre Bedingungen nur zum Teil oder unterschiedlich erfüllen?

Dann sind Sie vermutlich genauso ratlos wie Herr Müller in unserem Beispiel.

Sie können jetzt versuchen, die Bedingungen für einen »wertvollen Menschen« neu festzulegen. Anschließend suchen Sie wieder konkrete Alltagsbeispiele hierfür und prüfen dann Ihre Liste erneut. Vermutlich werden Sie merken, dass immer ▶

neue Widersprüche auftauchen oder dass Ihnen etwas unlogisch erscheint.

Höchstwahrscheinlich werden Sie es mit keiner Ihrer Listen schaffen, einen »Gesamtpunktwert« oder einen Pauschalwert für einzelne Menschen oder für sich selbst zu finden, den Sie selbst für sinnvoll halten.

Eine andere Möglichkeit wäre, den Wert eines Menschen von *einzelnen*, konkreten Sachen abhängig zu machen. Menschen, die etwas Wichtiges erfunden haben, zum Beispiel einen Impfstoff, sind dann wertvoll. Oder Nobelpreis- und Oscar-Gewinner sind wertvoll. Schlanke Menschen sind wertvoll. Sportliche Menschen sind wertvoll.

Auch bei dieser pauschalen Wertbestimmung können wir wieder fragen:

»Egal, wie dieser Mensch sonst noch ist: Was er sonst noch tut, denkt oder darstellt, welche Eigenschaften er sonst noch hat? Man pickt sich eine Eigenschaft heraus und beurteilt danach den Wert eines Menschen?«

Die meisten werden das nicht für sinnvoll halten. Schauen wir uns hierzu ein Beispiel an.

Beispiel

Stellen Sie sich vor, ein Kind käme vorzeitig aus der Schule traurig und weinend zurück, weil der Lehrer gesagt hat, dass es nichts wert sei, da es die Hausaufgaben nicht richtig gemacht habe.

Entspräche das so in etwa dem Vorgehen, einen Menschen nach einer bestimmten Eigenschaft oder Fähigkeit zu beurteilen?

►

»Das geht ja gar nicht!«, werden manche denken. »Dem würde ich den Marsch blasen! Man kann doch nicht ein Kind nach so einer Einzelleistung abqualifizieren!«

»Und Erwachsene?«

»Die auch nicht. Das wäre wohl das Letzte.«

»Und wenn jemand keinen Impfstoff erfindet, keinen Nobelpreis bekommt oder sonst etwas Herausragendes leistet?«

»Dann kann er immer noch ein absolut wertvoller Mensch sein.«

»Wie das?«

»Weil er vielleicht andere Eigenschaften hat, die ich wertvoll finde.«

»Auch wenn er krankheitsbedingte Leistungseinschränkungen hat?«

»Selbstverständlich!«

Wir haben in diesem Kapitel schon erarbeitet, dass es *nicht* sinnvoll ist, zweierlei Maßstäbe für ein und dieselbe Sache zu benutzen: einen Wertmaßstab für sich selbst und einen für den Rest der Menschheit. Wenn man also anderen Menschen krankheitsbedingte Leistungseinschränkungen zugesteht, ohne deren Wert zu mindern, sollte man sich selbst diese Leistungseinschränkungen ebenso eingestehen und das nicht auf einmal mit einem Wertverlust gleichsetzen.

! Zusammenfassend ergeben sich folgende Schlussfolgerungen:

Es ist unsinnig,

- den Wert eines Menschen von bestimmten Eigenschaften abhängig zu machen, egal ob zu 100 Prozent, »überwiegend« oder als Punktesumme,

- den Wert eines Menschen an einer beliebig herausgepickten Eigenschaft oder Fähigkeit festzumachen oder
- sich selbst nach anderen Maßstäben zu beurteilen als alle anderen Menschen.

Menschen sind vielschichtige Wesen, deren Eigenschaften und Fähigkeiten sich wechselseitig beeinflussen und außerdem tagesformabhängig schwanken können. Aus dermaßen unterschiedlichen Eigenschaften lässt sich kein sinnvoller Gesamtwert bestimmen.

Das Äpfel- und Birnen-Prinzip

»Man soll nicht Äpfel mit Birnen vergleichen!« Oder: »Man soll nicht Äpfel mit Birnen in einen Topf werfen!« Wohl jeder kennt eine der beiden Regeln. Damit ist gemeint, dass man nicht Unvergleichbares miteinander vergleichen soll und dass es keinen Sinn macht, so zu tun, als sei Verschiedenes gleich. So einen Denkfehler begehen auch Menschen, die den Wert eines Menschen pauschal bestimmen. Denn auch bei einem Menschen handelt es sich um etwas Komplexes, um jemanden, der aus vielen verschiedenen unvergleichbaren Qualitäten, Eigenschaften, Fähigkeiten oder moralischen Instanzen besteht. Pauschale Bewertungen von etwas so Komplexem sind nicht nur unsinnig, sie verursachen häufig auch schwere psychische Probleme. Lauschen wir an dieser Stelle wieder einem Dialog zwischen Herrn Pauli und seiner Neuropsychologin.

Beispiel

Therapeutin:	Wer ist mehr wert, die Chinesen oder die Italiener?
Herr Pauli:	Oh Mann! Das ist ja noch pauschaler als die Frage nach dem persönlichen Wert!

▶

Therapeutin:	Ja. Und?
Herr Pauli:	Das würde ich so nicht beantworten wollen.
Therapeutin:	Weshalb nicht?
Herr Pauli:	Weil das total bescheuert wäre! Auf beiden Seiten gibt es bestimmt unendlich viele Varianten von Menschen, Persönlichkeiten, Charakteren. Wie soll ich die alle in einen Topf schmeißen?
Therapeutin:	Vielleicht so wie zuvor die Vielzahl Ihrer Eigenschaften und Fähigkeiten?
Herr Pauli:	Das war ja auch ziemlich blöd. Nee, so eine Frage beantworte ich nicht.
Therapeutin:	Wozu dann die andere?
Herr Pauli:	Welche?
Therapeutin:	Na, die nach dem Wert eines Menschen oder die nach dem eigenen Wert?
Herr Pauli:	Stimmt.
Therapeutin:	Was stimmt?
Herr Pauli:	Das sollte ich besser auch sein lassen.
Therapeutin:	Und dann? Wie wollen Sie denn dann die Frage beantworten, ob jemand ein wenig, viel oder wenig wert ist?
Herr Pauli:	Gar nicht!

Herr Pauli in diesem Beispiel hat Folgendes erkannt:

! Pauschalurteile über komplexe, vielschichtige Dinge sind unsinnig. Es ist sinnvoller, einzelne Teile, einzelne Fähigkeiten, bestimmte Eigenheiten oder Wesenszüge zu bewerten, ▸

ohne dieses Urteil auf die anderen Qualitäten abfärben zu lassen.

Es ist unsinnig, von einer einzelnen Qualität auf die ganze Sache oder Person zu schließen.

Okay, an dieser Stelle wissen wir, was *nicht* sinnvoll ist. Aber wie könnte eine angemessene Alternative aussehen?

Die wenigsten von uns werden ja künftig auf jede Art von Werturteil verzichten wollen. So etwas wäre für unseren Alltag völlig unrealistisch und zum Glück auch völlig unnötig, denn es gibt sinnvolle andere Beurteilungsmöglichkeiten für Vielschichtiges. Betrachten wir hierfür ein Beispiel.

Beispiel

Bewertung von komplexen Dingen

Betrachten wir einmal, wie man den Wert einer vielschichtigen, komplexen Sache beurteilen kann, zum Beispiel den Wert eines Hauses:

Am besten nehmen wir das kleine Wohnhaus dort an der Ecke neben dem Park. Was mag es wohl wert sein?

Je länger wir darüber nachdenken, umso komplizierter wird die Angelegenheit, denn inzwischen sind wir auf völlig unterschiedliche Werte gestoßen:

- *Materialwert:* Zum einen könnten wir betrachten, wie viel von welchen Materialien hierfür verbaut wurde und wie viel diese insgesamt wert sind.
- *Mietwert:* Dann könnten wir überlegen, wie viel Miete dieses Haus wohl einbringt, denn ein hoher Materialwert garantiert ja noch lange keinen hohen Mietwert.
- *Wohnwert:* Wir könnten auch versuchen herauszufinden, wie viele Leute dort gerne wohnen wollen, denn je mehr das

möchten, umso höher wäre der Wohnwert, den die Interessenten dann vielleicht mit »ruhige Parklage, gute Verkehrsanbindung, noble Wohngegend, gute Luft etc.« begründen könnten.

- *Ideeller Wert:* Vielleicht finden wir auch jemanden, für den das Haus einen ganz besonderen Wert hat, weil er dort geboren wurde oder aufgewachsen ist, weil einmal Rosa Luxemburg darin gewohnt hat, weil dort Michael Jackson übernachtete oder weil es dort so schön spukt.
- *Denkmalschutz-Wert:* Wenn wir das Haus in seiner Substanz gering achten und es abreißen und durch ein neues ersetzen wollen, stellen wir vielleicht auf einmal verstört fest, dass andere das ganz anders sehen und dies vielleicht sogar unter Strafandrohung verbieten, weil es »große historische Bedeutung« hat und nun einen Denkmalschutz-Wert besitzt.
- *Versicherungswert:* Angenommen, das Haus brennt aber trotzdem ab und wir wären versichert, dann interessiert den Versicherungsvertreter keinen der bisher angeführten Werte. Ihn interessiert lediglich eines: Wie hoch ist es versichert – und war es nicht womöglich doch unterversichert?
- *Architektonischer Wert:* Menschen, die gerne für andere Häuser malen oder fremde Häuser fotografieren, kümmern sich nur ungern um andere Werte als um den künstlerischen. Für sie zählt ausschließlich die Einzigartigkeit des Gebäudes, seine Unverwechselbarkeit. – Na ja, sie müssen ja auch nicht darin wohnen.
- *Verkaufswert:* Wieder andere interessiert nur, wie viel es auf die Tatze gibt, wenn sie es heute verkaufen. Egal, wer es – nach welchem persönlichen Wert auch immer – erwerben will: Hauptsache für möglichst viel.

▶

Also was oder wie viel ist dieses Haus nun genau wert?

Offensichtlich kommt es dabei auf die Perspektive an, die der Betrachter einnimmt, auf seine Motive, Ziele und Vorlieben.

Völlig klar, dass sich die einzelnen Maßstäbe deshalb nicht sinnvoll miteinander verrechnen lassen.

Das Selbstbild

Was kann man aus dem Beispiel mit dem Haus auf die Bewertung eines Menschen übertragen?

Ein sinnvoller pauschaler »Gesamtwert«, der alle Aspekte berücksichtigt, lässt sich nicht berechnen. Der jeweilige Wert des Hauses wird durch die unterschiedlichen Interessen und den Geschmack des Betrachters bestimmt. Jeder einzelne entscheidet, welcher Maßstab oder welcher Aspekt ihm wichtig ist. Dabei gibt es noch viel mehr Möglichkeiten als die oben aufgeführten. Zum Beispiel kann das Haus für Familie Müller sehr wertvoll sein, weil es nur fünf Gehminuten vom Haus der Großeltern entfernt liegt.

Ebenso können wir künftig andere Menschen und uns selbst aus verschiedenen Perspektiven betrachten und jede unserer unterschiedlichen Eigenschaften, Fähigkeiten oder Eigenheiten getrennt beurteilen. Dabei würden wir darauf verzichten, am Ende einen Gesamtwert bestimmen zu wollen – eben weil Verschiedenes nicht in einen Topf gehört. Das Ergebnis daraus wäre dann ein sehr präzises »Selbstbild«. Darin bewertet man jeden einzelnen Punkt für sich. Betrachten wir dies an einem weiteren Beispiel.

Beispiel

Herr Pauli bestimmt sein Selbstbild

Herr Pauli hat sich alle Eigenheiten, Fähigkeiten und Eigenschaften notiert, die er an sich beobachtet. Danach hat er sie nach seinem persönlichen Geschmack in »positive« und »negative« aufgeteilt. (Die Urteile *positiv* und *negativ* stehen hier deshalb in Anführungszeichen, weil solche Eigenschaften nicht wirklich positiv oder negativ *sind*. Sie sind genau das, was sie sind. Ob man so etwas positiv oder negativ *findet*, entscheidet der persönliche Geschmack des Betrachters.)

Was ich an mir mag	Was ich an mir nicht mag
ehrlich	mein Übergewicht
zuverlässig	mache zu wenig Sport
treu	meine Gedächtnisstörungen
ehrgeizig	meine Konzentrationsstörungen
Nichtraucher	meine Erschöpfung nach der Arbeit
liebevoller Vater	Eifersucht
schöne Augen	habe keine Partnerin

Übung

Und jetzt Sie: Beschreiben Sie stichpunktartig möglichst ausführlich alle Punkte, die Sie an Ihrer Person wichtig finden und trennen Sie sie in »negative« und »positive« Aspekte, Fähigkeiten und Eigenschaften.

Erstellen Sie dann eine Rangfolge nach Wichtigkeit, das heißt, Sie entscheiden, welche Aspekte, Fähigkeiten und Eigenschaften aus Ihrer persönlichen Sicht die wichtigsten, zweitwichtigsten, drittwichtigsten etc. sind.

Betrachten wir das Beispiel weiter.

Beispiel

Wichtigkeits-Rangfolge

Herr Pauli hat seine »positiven« und »negativen« Eigenschaften in folgende Wichtigkeits-Rangfolge eingeteilt:

	positiv (+)/negativ (-)
(1) ehrlich	+
(2) zuverlässig	+
(3) treu	+
(4) mein Übergewicht	–
(5) mache zu wenig Sport	–
(6) liebevoller Vater	+
(7) habe keine Partnerin	–
(8) meine Gedächtnisstörungen	–
(9) meine Konzentrationsstörungen	–
(10) Eifersucht	–
(11) Nichtraucher	+
(12) ehrgeizig	+
(13) meine Erschöpfung nach der Arbeit	–
(14) schöne Augen	+

Wahrscheinlich haben manche das erste »Aha-Erlebnis«, wenn sie sehen, dass unter den »wichtigsten« Nennungen auf den ersten Plätzen häufig positiv bewertete Eigenschaften stehen. Das will so gar nicht zu einer pauschalen negativen Selbstwertbestimmung passen.

Eigenverantwortung und Schicksal

Manches steht in der eigenen Macht, anderes nicht. Nur für das, was in der eigenen Macht steht, kann man auch verantwortlich sein. Es macht also keinen Sinn, sich für etwas verantwortlich zu machen, was gar nicht im eigenen Einflussbereich steht, für etwas, das schicksalhaft geschieht – egal ob man das positiv oder negativ findet. Wer mit seinem Selbstbild nicht zufrieden ist, kann zunächst prüfen, ob die einzelnen »Negativpunkte« aus eigener Kraft veränderbar sind. Sind sie es, kann man abwägen, ob es einem den Aufwand wert ist, den es kostet, diesen »Negativpunkt« zu verändern. Will man das nicht oder hat man keinen Einfluss darauf, wird man diesen Punkt sinnvollerweise als eigenverantwortlich verschuldet oder schicksalhaft bestimmt akzeptieren.

Schauen wir wieder am Beispiel von Herrn Pauli, wie das geht.

Beispiel

Herr Pauli und die Negativpunkte seines Selbstbilds

Herr Pauli kann den Versuch unternehmen, seine Ernährung umzustellen und sich mehr zu bewegen. Möglicherweise würde es Sinn machen, dazu Unterstützung durch eine Ernährungsberatung oder ein Fitness-Coaching zu suchen.

Er kann darüber nachdenken, warum er zurzeit keine Partnerin hat, und verschiedene Möglichkeiten ausloten, neue Menschen kennenzulernen. Wichtig ist dazu vor allem, das Haus zu verlassen und Kontakt zu suchen. Erfahrungsgemäß klingelt höchst selten die Traumpartnerin einfach so an der Tür.

Gedächtnis- und Konzentrationsstörungen sind Folge des erlittenen Schädel-Hirn-Traumas und nach so langer Zeit nicht mehr durch Training veränderbar. Herr Pauli hat lediglich die Möglichkeit, mit den vorhandenen Defiziten sinnvoll umzugehen, indem er zum Beispiel als Erinnerungsstütze ein Tagebuch führt, nicht mehrere Dinge gleichzeitig tut usw.

Ähnlich verhält es sich mit der Erschöpfung nach der Arbeit. Diese wird Herr Pauli entweder hinnehmen müssen oder, wenn die Möglichkeit besteht, die Arbeitszeit reduzieren. Im ungünstigen Fall wird er sich etwas Neues suchen müssen.

▶

Schließlich beklagt Herr Pauli seine Eifersuchtsreaktionen. Hier wäre zu prüfen, ob er psychotherapeutische Hilfe in Anspruch nehmen sollte. Meist steckt dahinter ein Selbstwertproblem. Und möglicherweise besteht auch ein Zusammenhang zwischen seinem Eifersuchtsverhalten und seinem ungewollten Single-Leben.

Herr Pauli hat also folgende »Veränderungsbaustellen«: Übergewicht abbauen, mehr Sport treiben, eine Partnerin suchen, Eifersucht abbauen. Die Punkte Gedächtnis- und Konzentrationsstörungen sowie Erschöpfung haben sich als unveränderbar und somit schicksalhaft erwiesen. Daraus ergibt sich, dass Herr Pauli hier keine Energie mehr in Veränderungsversuche investieren sollte.

Übung

Und jetzt Sie: Nachdem Sie Ihre Rangfolge erstellt haben, prüfen Sie, ob Sie die negativ bewerteten Punkte *aus eigener Kraft* verändern können. Für die Punkte, für die das zutrifft, schätzen Sie dann ein, wie viel Aufwand Sie zur Veränderung leisten müssten und ob es Ihnen diesen Aufwand wert ist.

Falls ja, nehmen Sie eine *realistische Zielplanung* vor, das heißt, stecken Sie Ihre Ziele aus den bereits beschriebenen Gründen nicht zu hoch!

Wie das geht, zeigt uns wieder Herr Pauli.

Beispiel

Herr Pauli plant seine Veränderungsziele

Herr Pauli ist zum Beispiel gut damit beraten, allmählich abzunehmen (ca. 1 kg pro Woche) und zwei- bis dreimal in der ▶

Woche eine halbe Stunde Sport zu treiben. Höher gesetzte Ziele wären unrealistisch.

Falls ihm der zur Veränderung nötige Aufwand zu hoch ist, wird er lernen müssen, die »negative« Eigenschaft oder das »negative« Merkmal und dessen Konsequenzen zu akzeptieren.

Wäre die »negative« Eigenschaft nicht veränderbar, egal, wie sehr man sich anstrengt, dann macht es weder Sinn, noch mehr Energie in Veränderungsversuche zu investieren, noch sich deswegen Schuldvorwürfe zu machen.

! Wenn Sie eine »negative« Eigenschaft als nicht aus eigener Kraft veränderbar einstufen, sollten Sie keine Energie verschwenden, um das Unmögliche doch noch zu schaffen.

Fazit. Die sinnvolle Alternative zu unsinnigen Pauschalurteilen über sich selbst oder andere besteht in einer vielschichtigen Betrachtung der Person, in der jede Eigenschaft oder Fähigkeit für sich allein bewertet wird, ohne einen »Gesamtwert« zu bestimmen.

7 Ich bin nicht mehr »der/die Alte« – und nun? Alte Lebensziele an die neue Situation anpassen

In Kapitel 3 haben wir uns schon mit dem Thema »Ziele« beschäftigt. Hier ging es um sinnvolle Ziele während der Phase der Rehabilitation. Hierzu haben wir bereits folgende Erkenntnisse erarbeitet.

> **!** Wir brauchen im Alltag Ziele, um überhaupt aktiv zu werden. Wenn wir ein Ziel erreichen, haben wir *Erfolg*. Ziele können unterteilt werden in **Ober-** oder **Lebensziele** (was möchte ich dauerhaft oder über einen längeren Zeitraum hinweg verfolgen?) und **Unter-** oder **Etappenziele** (wie komme ich meinen Oberzielen näher?).
>
> Sinnvolle Ziele sind so gesteckt, dass man sie *aus eigener Kraft* erreichen kann. Immer dann, wenn dazu Glück oder Zufall nötig sind, sprechen wir von *Wunschdenken.*
>
> Sinnvolle Ziele sollen sich nicht gegenseitig behindern oder gar blockieren.

Dieses Kapitel beschäftigt sich mit dem Thema Lebensziele im Anschluss an die Phase der Rehabilitation.

Irgendwann kommt der Punkt, wo die Betroffenen keine oder zumindest keine bahnbrechenden Fortschritte mehr erzielen. Spätestens jetzt ist es sinnvoll, die bisherigen Lebensziele zu überdenken.

Notwendige Zielanpassung. Außenstehenden erscheint es logisch und vollkommen selbstverständlich, dass nach einer schweren

Erkrankung oder Verletzung des Gehirns die alten Lebensziele »eine Nummer zu groß« geworden sind. Die Betroffenen selbst und häufig auch die Angehörigen halten dagegen oft an den alten Zielen fest. In der Regel tun sie das, ohne groß darüber nachzudenken.

Wenn neurologisch erkrankte Menschen sich an ihrem »alten Tempo« und ihren »alten Kräften« orientieren, ist das in der Regel äußerst unrealistisch (vgl. Kapitel 4).

Anderen Betroffenen wird erst nach ihrer Rückkehr in den Alltag bewusst, dass sie die ursprünglichen Lebensziele nicht mehr oder zumindest nicht mehr im gleichen Maße erreichen können wie ursprünglich geplant.

Daneben gibt es auch Betroffene, die schon vor ihrer Erkrankung aus unterschiedlichen Gründen keine Lebensziele verfolgt und stattdessen ziellos vor sich hin gelebt haben.

Achten Sie daher darauf, eine realistische Zeit- und Energieplanung vorzunehmen, damit Sie nicht unrealistischen Zielen hinterherjagen und recht schnell erschöpft, ausgebrannt und frustriert oder gar deprimiert werden. Hierbei hilft eine Lebenszielanalyse und Lebenszielplanung.

Lebenszielanalyse

Wenn Sie sich mit Ihren Lebenszielen auseinandersetzen, sie überdenken und auf Angemessenheit prüfen, ist es sinnvoll, dass Sie Ihre Ziele in verschiedene Untergruppen aufteilen, um den Überblick zu behalten und nichts Wichtiges zu vergessen.

- Familie/Partnerschaft/Sozialkontakte
- Beruf/Karriere/verfügbare Geldmittel
- Hobbys/Freizeitverhalten
- andere Bereiche (zum Beispiel notwendige Tätigkeiten zur Linderung von Krankheit und Gebrechen)

Weiterhin können Sie den Zielzeitraum für die einzelnen Bereiche unterscheiden:

- Wie heißen die langfristigen Ziele für die einzelnen Bereiche?
- Was tun Sie momentan für diese einzelnen Ziele?
- Wie heißen die Etappenziele, mit denen Sie den langfristigen Zielen in einem oder in zehn Jahren um wie viel näher gekommen sein wollen?

Nachstehende Abbildung gibt einen Überblick über die verschiedenen Zielbereiche und Zeiträume.

Zeit: / Zielbereich:	heute:	in 30 Jahren:	in 10 Jahren:	in 1 Jahr:
Partner/ Familie/ Sozialkontakte:	Unterziele: (1) Zeit: % Energie: %	Unterziele: (5) Zeit: % Energie: %	Unterziele: (9) Zeit: % Energie: %	Unterziele: (13) Zeit: % Energie: %
Beruf/ Karriere/ verfügbare Geldmittel:	Unterziele: (2) Zeit: % Energie: %	Unterziele: (6) Zeit: % Energie: %	Unterziele: (10) Zeit: % Energie: %	Unterziele: (14) Zeit: % Energie: %
Hobbys/ Freizeit:	Unterziele: (3) Zeit: % Energie: %	Unterziele: (7) Zeit: % Energie: %	Unterziele: (11) Zeit: % Energie: %	Unterziele: (15) Zeit: % Energie: %
Sonstiges:	Unterziele: (4) Zeit: % Energie: %	Unterziele: (8) Zeit: % Energie: %	Unterziele: (12) Zeit: % Energie: %	Unterziele: (16) Zeit: % Energie: %

Möglicherweise fragen sich manche, wieso sie zuerst die langfristigen Ziele und erst dann die Etappenziele bestimmen sollen. Es fällt den meisten Menschen viel leichter, die nahe Zukunft zu planen, statt weit voraus zu denken. Um die Etappenziele aber sinnvoll bewerten zu können, muss man die Oberziele kennen.

Beispiel: Jemand möchte auswandern und unbedingt schon losreisen, obwohl er sich noch nicht entschieden hat, ob er nach Australien oder Kanada möchte. Aber in welche Richtung soll er fahren, so dass es ihm nachher nicht leid tut? Wenn er sich dann endlich für ein Ziel entschieden hat, stellt er möglicherweise fest, dass er in die falsche Richtung gefahren ist und nun den ganzen Weg wieder zurück muss.

Gründe für Ziellosigkeit

Wir stellten bereits fest, dass es unterschiedliche Gründe geben kann, weshalb jemand keine Ziele verfolgt. Betrachten wir nun die häufigsten.

»Es kommt sowieso anders als man denkt.« Die meisten Betroffenen sind durch ihre Erkrankung beim Verfolgen ihrer ursprünglichen Ziele ausgebremst worden. Manche ziehen nun hieraus den Schluss, dass es besser ist, nicht mehr zu planen, weil es ja sowieso anders kommt als man denkt.

Das stimmt in der Regel. Es gibt viele Faktoren und Schicksalsschläge, die nicht vorhersehbar und nicht planbar sind. Man könnte daraus den Schluss ziehen, ziellos vor sich hin zu leben. In diesem Fall wird man allerdings *garantiert* keine Erfolgserlebnisse mehr haben und auch die »Kontrolle« über die eigene Lebensgestaltung aufgeben. Wer nicht weiß, was er will, wird entweder ziellos den Tag verbringen oder andere für sich entscheiden lassen.

Die alten Ziele sind weg. Manche Menschen leben nach dem »Ein-Bein-Prinzip«. Das heißt, dass sie ihre Lebensziele hauptsächlich an *einem* Inhalt ausrichten und zum Beispiel auf beruflichen Erfolg und Einkommen fixiert sind. Diese Menschen laufen am ehesten Gefahr, durch die Erkrankung ziel- und orientierungslos zu werden. Wenn diese Betroffenen zum Beispiel nicht mehr arbeiten können, stehen sie auf einmal vor der absoluten Ziellosigkeit. Die Folgen sind meist Niedergeschlagenheit, Deprimiertheit, Angst, tiefe Unzufriedenheit oder Selbstmitleid.

Um das zu vermeiden, achtet man besser darauf, die eigenen Lebensziele an die aktuelle Situation anzupassen und sie auf mehrere Beine zu stellen. So könnte man ab sofort Bereiche ausbauen, die man bisher vernachlässigt hat, zum Beispiel Hobbys oder Sozialkontakte.

Keine Lebensziele aus Schutz vor Enttäuschung. Manche Betroffene beharren hartnäckig darauf, keinerlei Lebensziele zu haben und einfach nur vor sich hin leben zu wollen. Wenn man genauer hinschaut, stellt man fest, dass sie beim Versuch, ihre Lebensziele zu verwirklichen, Schiffbruch erlitten haben (möglicherweise durch die Folgen der Erkrankung). Sie möchten sich nun vor erneuter Enttäuschung schützen, indem sie sich »vorsichtshalber« nichts mehr vornehmen. Sie leben dann nach dem Motto: »Wer keine Ziele hat, kann auch nicht scheitern.«

Aber man schaut besser auch darauf, welche »Kosten« diese Strategie verursacht: Wer keine Ziele verfolgt und somit auch keine erreichen kann, bringt sich um die mit dem Erreichen von Zielen verbundenen Erfolgserlebnisse. Womit soll man dann noch zufrieden sein?

Kraft- und Energielosigkeit. Manche verfolgen auch deswegen keine Ziele, weil sie glauben: »Ich habe (momentan) nicht die Kraft dazu, Ziele aufzustellen und zu verfolgen.«

Damit schließt sich ein Teufelskreis: Möglicherweise hat man aktuell tatsächlich wenig Kraft und Energie. Wer aber über längere Zeit ziel- und orientierungslos bleibt, wird vermutlich irgendwann unzufrieden sein oder gar depressiv reagieren, weil er keine Erfolge mehr erreicht. Dies führt dann wiederum zu noch mehr Kraft- und Energielosigkeit.

Hieraus ergibt sich, dass man sich, auch wenn's schwer fällt, besser auch dann (erreichbare) Ziele setzen sollte, wenn man nur wenig Kraft und Energie hat. Einfach, um nicht immer kraftloser zu werden.

Kurzfristige Bedürfnisbefriedigung. Manche Betroffene haben auch schon *vor* ihrer Erkrankung/ihrem Unfall keine langfristigen Ziele verfolgt und stattdessen eine kurzfristige Bedürfnisbefriedigung vorgezogen. Dies erspart die mit dem Verfolgen langfristiger Ziele verbundene Anstrengung. Die Kosten bestehen darin, dass der kurzfristige Genuss langfristige Konsequenzen hat: zum Beispiel niedriges Einkommen bei niedriger beruflicher Qualifikation oder der Verlust der Partnerschaft wegen begangener Seitensprünge usw.

Wer sich hier wiedererkennt, sollte sich die eigenen langfristigen Konsequenzen dieser Strategie anschauen, um entscheiden zu können, ob man diesen Preis wirklich weiterhin bezahlen will. Oder ob man doch besser die Strategie ändert und sich künftig lieber an langfristigen Zielen orientieren will.

Lebensziele an die Krankheitsfolgen anpassen

Das oberste Gebot für die Lebenszielplanung lautet: Plane so, dass du deine Ziele aus eigener Kraft erreichen kannst. Im Falle neurologischer Erkrankungen bedeutet dies in aller Regel, alte Lebensziele entweder ganz aufzugeben oder mehr Zeit dafür einzuplanen.

Keine Kapitulation vor der Krankheit. Manche der Betroffenen wollen nicht vor der Krankheit »kapitulieren« und weigern sich deshalb, ihre alten Ziele zu verändern. Sie folgen bedingungslos dem Ziel, wieder »der/die Alte« zu werden, um möglichst viel ihrer alten Leistungsfähigkeit wiederzuerlangen. Durch derart unrealistische Ziele geschieht es oft, dass sie die Chance verpassen, trotz der Erkrankung ein zufriedenes Leben zu führen.

Betrachten wir dies an einem Beispiel und horchen wir in eine Gruppensitzung hinein. Gesprächsteilnehmer sind sechs Betroffene, die vor längerer Zeit ein Schädel-Hirn-Trauma erlitten haben, sowie zwei Neuropsychologinnen:

Therapeutin 1:	Herr Michels, habe ich das richtig verstanden, dass Sie seit mehr als drei Jahren versuchen, wieder in Ihrem alten Beruf (als LKW-Fahrer) Fuß zu fassen?
Herr Michels:	Ja, klar. Das war immer mein Ziel.
Therapeutin 1:	Und das wollen Sie nicht aufgeben?
Herr Michels:	Warum sollte ich?
Therapeutin 1:	Ich hatte Sie so verstanden, dass Sie verzweifelt sind, weil Sie Ihr Ziel immer noch nicht erreicht haben.
Herr Michels:	Ja schon, aber ich kann das nicht aufgeben. Das ist mein Traumjob und ich wollte noch in ganz viele Länder fahren auf meinem Bock!
Therapeutin 2:	Aber das stimmt schon, dass Sie augenblicklich ganz verzweifelt sind, weil das nicht mehr so klappt, wie Sie sich das vorstellen?
Herr Michels:	Ja, das schon. Aber, wenn ich das aufgebe, brauche ich gar nicht weiterzumachen.
Therapeutin 1:	Wie meinen Sie das, mit »nicht mehr weitermachen«?
Herr Michels:	Das hieße, dass ich aufgebe, dass ich aufhöre zu kämpfen.
Therapeutin 1:	Sie würden dann nicht weiterleben wollen?
Herr Michels:	Nein, das habe ich nicht damit gemeint. Ich würde niemals aktiv Hand an mich legen. Aber ich würde dann aufgeben. So wie eine Bankrotterklärung!
Therapeutin 2:	Sie sähen das als Bankrotterklärung für sich?
Herr Michels:	Ja, was hätte ich dann noch?

Therapeutin 1: Das wäre eine Möglichkeit, da mal zu schauen. Aber erst einmal schauen wir, warum das nicht mit Ihrem Ziel klappt. Ist das in Ordnung?

Herr Michels: Ja, das ist mir ganz recht.

Therapeutin 1: Sie sagten, dass Sie seit drei Jahren versuchen, wieder in den Job zu kommen. Was haben Sie denn dafür getan?

Herr Michels: Ich war erst in der Reha und habe dann ambulant Therapien gemacht, um meine Aufmerksamkeitsleistungen weiter zu verbessern, sodass das wieder für den LKW-Führerschein reicht. PKW-Fahren darf ich ja jetzt, da habe ich eine Fahrprobe gemacht, weil die Tests nicht so gut ausgefallen sind. Aber zu mehr reicht es nicht. Ich mache immer weiter und weiter. Meine Leistungen verbessern sich aber nicht mehr. Das bleibt einfach stehen und ich kämpfe und kämpfe. Irgendwann wird das doch klappen?

Therapeutin 2: Ich höre von Ihnen, dass Sie noch nicht erreicht haben, was Sie sich vorgenommen haben. Aber andererseits: Was Sie da bisher erreicht haben, ist aus therapeutischer Sicht eine ganze Menge. Da ziehe ich den Hut. Sie haben es mit viel Kraft und Energie geschafft, dass Sie trotz der noch bestehenden Einschränkungen wieder PKW fahren dürfen. So haben Sie sich ein Stück Freiheit zurück erobert.

Herr Michels: Na ja, da habe ich auch ganz schön für gekämpft.

Therapeutin 2: Sie wissen, dass Sie für die LKW-Fahrerlaubnis noch bessere Testergebnisse brauchen als für die PKW-Fahreignung?

Herr Michels:	Ja, leider.
Therapeutin 2:	Der Unfall ist fünf Jahre her. Sie haben geübt und geübt, jetzt findet Ihrer Beobachtung nach keine Leistungsverbesserung mehr statt. Wie lange werden Sie nach Ihrer Vorstellung noch brauchen, bis Sie wieder über die Aufmerksamkeitsleistungen verfügen, die Sie brauchen, um wieder LKW fahren zu dürfen?
Herr Michels:	Ich weiß nicht. Ich weiß nur, dass ich nicht aufgeben darf!
Therapeutin 1:	Sie wissen schon, dass sich nach einem so langen Zeitraum keine gravierenden Verbesserungen mehr erreichen lassen?
Herr Michels:	Das haben die mir damals in der Klinik schon gesagt. Auch mein ambulanter Therapeut sagt mir das jedes Mal. Jetzt kommen Sie auch noch damit an.
Therapeutin 1:	Wozu glauben Sie, sagen ich und all die anderen das?
Herr Michels:	Sie nehmen mir damit jede Hoffnung!
Therapeutin 1:	Glauben Sie, dass wir Ihnen jede Hoffnung nehmen wollen? Was genau hätten wir davon?
Herr Michels:	Weiß ich auch nicht. Aber ich gebe nicht auf und hoffe weiter.
Therapeutin 2:	Wie auf einen Lottogewinn?
Herr Michels:	Wie meinen Sie das?
Therapeutin 2:	Na, das ist doch so, als wenn Sie auf ein Wunder hoffen. Sie wissen zwar, dass sich nach so langer Zeit keine gravierenden Verbesserungen mehr erarbeiten lassen, aber Sie hoffen dennoch.
Herr Michels:	Soll ich denn einfach aufgeben?

Therapeutin 2: Wenn ein Hochspringer sich nach einer schweren Meniskusoperation die Latte auf 2,50 Meter legt – der Weltrekord liegt knapp über 2,40 Meter – und übt und übt, ganze fünf Jahre lang, weil er hofft, etwas zu schaffen, was noch keiner vor ihm geschafft hat. Er ist inzwischen völlig ausgelaugt und niedergeschlagen, steht vor Ihnen und möchte Ihren Rat. Was sagen Sie ihm dann?

Herr Michels: Keine Ahnung.

Therapeutin 2: Was raten Sie ihm, damit es ihm besser geht?

Herr Michels: Na, nach der langen Zeit hat das ja wohl keinen Sinn mehr. Und der wird ja auch nicht jünger …

Therapeutin 2: Was raten Sie ihm?

Patient 2: Komm schon, du würdest doch auch sagen, dass er *das* aufgeben soll.

Herr Michels: Nee, aufgeben würde ich ihm nicht sagen.

Therapeutin 2: Sondern?

Herr Michels: Ich würde ihn fragen, ob er noch Spaß am Hochsprung hat.

Therapeutin 2: Am Hochsprung oder am Weltrekord?

Herr Michels: Den Weltrekord schafft der doch nicht mehr.

Therapeutin 2: Was sollte er denn tun, gesetzt den Fall, er hat noch Spaß am Hochsprung?

Herr Michels: Die Latte tiefer legen?

Therapeutin 2: Das wäre eine sinnvolle Maßnahme. Wissen Sie warum?

Herr Michels: Weil er dann wieder Erfolg hat?

Therapeutin 2: Was bringt es denn, wenn jemand wieder Erfolg hat?

Herr Michels:	Dann ist er nicht mehr so niedergeschlagen.
Patient 2:	Der kann jetzt ein erreichbares Ziel anstreben und seine Kräfte angemessen einsetzen. Der sieht sozusagen wieder Licht am Ende des Tunnels.
Therapeutin 1:	Das wäre schon erleichternd, oder?
Herr Michels:	Ja, … schon.
Therapeutin 2:	Herr Michels, was könnte das für Sie bedeuten?
Herr Michels:	Wäre das nicht »einfach aufgeben«?
Therapeutin 1:	Wie sehen die anderen das?
Patient 3:	So'n Quatsch. Weil du was Sinnloses aufgibst?
Patient 4:	Nee, aufgeben ist was anderes.
Patient 5:	Sehe ich auch nicht so!
Patient 2:	Wieso aufgeben? Was Sinnloses durch was Sinnvolles zu ersetzen, ist doch nicht aufgeben. Mann, du verballerst deine ganze Kraft!
Patient 6:	Ich denke schon die ganze Zeit, dass das Beispiel mit dem Hochspringer hinkt. Wenn das Ziel, also bei Herrn Michels das LKW-Fahren, einfach nicht erreichbar ist, dann sollte er es ganz aufgeben. Also nicht die Latte tiefer legen. Man kann ja nicht ein bisschen LKW fahren. Entweder man kann oder man kann nicht. Was soll dann die Analogie mit der Latte, die man tiefer legt? Ich würde sagen: Schluss mit Hochsprung.
Therapeutin 1:	Das ist sehr genau beobachtet. Aber was könnte bei Herrn Michels gemeint sein mit »die Latte tiefer legen«?
Patient 3:	Das finde ich ganz einfach. Er möchte als LKW-Fahrer arbeiten. Davon sollte er sich ver-

abschieden, damit er den Kopf frei hat, um eine berufliche Alternative zu suchen.

Herr Michels: Du meinst, wenn ich nicht LKW fahren kann, heißt das nicht, dass ich gar nichts kann?

Patient 3: Ja klar. Du möchtest eigentlich gerne arbeiten, verballerst aber deine ganze Kraft.

Herr Michels: Versteh ich nicht!

Therapeutin 1: Weil Sie viel Kraft in ein utopisches, nicht aus eigener Kraft erreichbares Ziel setzen, haben Sie nicht mehr genug Kraft, um ein erreichbares Ziel zu verfolgen. Welches das sein könnte, ließe sich herausfinden, wenn Sie bereit sind, darüber nachzudenken, was Sie sonst noch beruflich machen könnten.

Herr Michels: Verstehe. Ich schieße mir also irgendwie selbst ins Knie. Ich stecke meine Energie in die falschen Dinge. Ich würde also gar nicht kapitulieren, wenn ich aufhöre, für etwas Sinnloses zu ackern … Das wäre ganz im Gegenteil schlau von mir. Aber, was soll ich stattdessen tun?

Therapeutin 2: Das ist eine gute Frage. Lassen Sie uns ein alternatives, sinnvolles Ziel suchen.

Nachdem der Betroffene in diesem Beispiel sein altes Ziel aufgegeben hat, hat er die Möglichkeit, nach erreichbaren Alternativen zu suchen. Herr Michels arbeitet inzwischen stundenweise in seiner alten Firma. Er erledigt mit dem PKW Post- und Botenfahrten. Auf diese Weise ist es ihm möglich, etwas zu seiner Erwerbsminderungsrente hinzu zu verdienen. Er hat wieder eine Tagesstruktur und Sozialkontakte.

Ab jetzt wird vieles anders

Bisher haben wir uns überwiegend mit den negativen Aspekten der Erkrankung beschäftigt. Wir haben festgestellt, dass in aller Regel die »alten Lebensziele« gar nicht mehr oder nicht mehr im gleichen Tempo wie vor der Erkrankung zu erreichen sind.

Viele Betroffene können der Erkrankung aber auch positive Seiten abgewinnen. Sie berichten, dass ihr Alltag *vor* der Erkrankung häufig durch Pflichterfüllung und »Funktionieren« bestimmt war. Eine gewisse Routine war eingekehrt. Die Erkrankung reißt diese Betroffenen aus ihrem festgefahrenen Alltag heraus. Sie stellt plötzlich alles in Frage. Jetzt beginnen manche, über ihr (bisheriges) Leben nachzudenken.

Viele erkennen zu diesem Zeitpunkt, unter dem Eindruck einer schweren Bedrohung von Gesundheit und Leben, dass sie bisher gar nicht darauf geachtet haben, was ihnen wichtig ist. Sie haben viel Zeit und Energie in Dinge gesteckt, die gar nicht an erster Stelle stehen. Dafür haben sie andere Lebensbereiche vernachlässigt. Häufig haben sich diese Betroffenen gar nicht bewusst dazu entschieden, sondern meinen, dass »es sich einfach so ergeben« habe.

Möglicherweise merkt ein Betroffener jetzt, wie seine Familie und seine Freunde im Krankheitsfall an Bedeutung gewinnen. Tatsächlich war er aber vor seiner Erkrankung Tag und Nacht auf seine berufliche Karriere fixiert. Besonders die, die ihren persönlichen Wert von beruflichem Erfolg abhängig machen, haben sich häufig nicht die Zeit genommen, auf ihre Gesundheit zu achten.

Es kommt auch vor, dass etliche Betroffene nach der Erkrankung ihre Prioritäten verschieben, den Stellenwert, den sie bestimmten Tätigkeiten, Dingen oder Personen einräumen. Manche nehmen Dinge, die ihnen vor der Erkrankung sehr wichtig waren, nicht mehr so wichtig. In einer schweren Lebenskrise merken viele Menschen beispielsweise, dass sie sich auf ihre

Familie verlassen können und der Arbeitgeber und Arbeitskollegen möglicherweise nichts von sich hören lassen. Es kann vorkommen, dass sich Menschen abwenden, die man für Freunde gehalten hat. Andererseits entpuppen sich andere, die man gar nicht so wichtig genommen hat, als sehr interessiert und unterstützend. In der Regel sieht der Betroffene sein bisheriges Leben durch die Erfahrungen, die er im Rahmen der schweren Erkrankung mit sich selbst und den Menschen aus seinem Lebensumfeld gemacht hat, nun mit anderen Augen.

Hieraus ergibt sich die Chance, sich darüber klar zu werden, welche Ziele Sie in Zukunft verfolgen möchten.

Jetzt ist die Zeit, Ideen oder Vorstellungen davon zu entwickeln, was Sie in Zukunft verändern wollen. Um das herauszufinden, können Sie sich Fragen beantworten wie:

- Was kann ich noch?
- Was könnte mir Spaß machen?
- Will ich mir mehr Zeit für meine Familie nehmen?
- Möchte ich mehr mit meinem/r Partner/in unternehmen?
- Soll ich versuchen, beruflich kürzer zu treten?
- Kann ich weiterhin *immer* für meine Freundinnen da sein?
- Wovon (und ggf. von wem) verabschiede ich mich besser?
- Will ich noch neue Leute kennenlernen?
- Soll ich mir jetzt eine behindertengerechte Wohnung suchen?
- Welche Reisen möchte ich unbedingt noch machen, bevor ich möglicherweise nicht mehr laufen kann?
- Gibt es unerledigte Dinge, mit denen ich mich herumquäle?
- Will ich eine Trennung von meinem Partner wagen, obwohl ich wahrscheinlich bald auf Hilfe angewiesen bin?
- Möchte ich Kontakt zu einer Selbsthilfegruppe aufnehmen?

Die grundsätzliche Frage, die die meisten Fragen zusammenfasst, lautet: Womit und mit wem möchte ich meine (restliche) Zeit verbringen?

Eine schwere Erkrankung setzt häufig auch Kräfte frei. Die Erfahrung, dass alles ganz schnell vorbei sein kann, führt dazu, dass die meisten Betroffenen eher bereit sind, sich für das einzusetzen, was sie für wichtig halten. Hieraus ergibt sich:

> ! Sie selbst können entscheiden, wie Sie Ihr weiteres Leben im Rahmen Ihrer Möglichkeiten gestalten möchten. Diese Freiheit bedeutet gleichzeitig auch die Verpflichtung zur Selbstbestimmung.

Beispiele für veränderte Lebenszielsetzungen
Nachfolgend betrachten wir beispielhaft, wie einzelne Betroffene an ihren Zielfragen arbeiten und neue Ziele festlegen.
Veränderung des Freundes- und Bekanntenkreises. Viele Bekannte und Freunde können mit der veränderten Situation nach einer Erkrankung/einem Unfall nicht umgehen und verabschieden sich sang- und klanglos. Die meisten Betroffenen reagieren darauf mit Trauer oder Ärger.

Es kommt aber auch vor, dass die Betroffenen nun selbst mit ihrem alten Freundes- oder Bekanntenkreis nichts mehr anzufangen wissen. Manche erscheinen ihnen zum Beispiel oberflächlich, weil sie nur »Party« machen wollen. Viele Betroffene knüpfen auch im Rahmen ihrer Reha-Aufenthalte neue Kontakte und Freundschaften. Sie verstehen sich untereinander oft viel besser als mit »Gesunden«. In dem folgenden Dialog setzt ein Betroffener neue Ziele hinsichtlich seines Bekanntenkreises.

Therapeut:	Bei unserem letzten Gespräch haben Sie berichtet, dass Ihnen verschiedene Kontakte zu alten Kumpels nicht gut tun.
Betroffener:	Ja genau. Die kapieren es einfach nicht. Die meinen, wir müssten da weitermachen, wo wir vor meinem Unfall aufgehört haben.

Therapeut:	Wo haben Sie aufgehört?
Betroffener:	Na ja, das habe ich ja schon angedeutet. Wir haben jedes Wochenende Party gemacht. Waren beim Schützenfest, in der Disco, halt überall da, wo was los ist. Da wurde jedes Mal die Nacht zum Tag gemacht und gesoffen wurde auch nicht zu knapp.
Therapeut:	Und das schaffen Sie jetzt nicht mehr?
Betroffener:	Nein, natürlich nicht. Ich bin froh, wenn ich meine Arbeit wieder halbwegs geregelt kriege. Ich brauche meinen regelmäßigen Nachtschlaf und saufen kann ich auch nicht mehr. Ich vertrage seit dem Unfall nichts mehr. Damit habe ich mich inzwischen auch abgefunden. Man gewöhnt sich an alles.
Therapeut:	Und Ihre Kumpels haben dafür kein Verständnis?
Betroffener:	Nee, die raffen es überhaupt nicht. Die meinen, mein Kopf ist zusammengeflickt worden und alles ist gut.
Therapeut:	Wie wichtig ist Ihnen, dass Ihre Kumpels Sie verstehen?
Betroffener:	Ehrlich gesagt bin ich inzwischen an dem Punkt, wo ich meine, dass es eigentlich gar nicht wichtig ist.
Therapeut:	Eigentlich?
Betroffener:	Ja, eigentlich, Sie wissen schon, wie ich das meine. Es wäre halt sehr schön, wenn sie mich verstehen würden.
Therapeut:	Was würde das für Sie bedeuten?

Betroffener:	Na, wenn sie mich verstehen würden, würden sie mit mir was anderes unternehmen. Aber in den letzten Wochen ist mir klar geworden, dass sie kein Interesse daran haben. Für meine Party- und Saufkumpels bin ich offenbar nur interessant, wenn ich Party mache und saufe. Der übrige Mensch zählt nicht.
Therapeut:	Wie finden Sie das?
Betroffener:	Scheiße eigentlich. Obwohl es inzwischen auch nicht mehr so schlimm für mich ist. Ich habe genug andere Kontaktmöglichkeiten.
Therapeut:	Welche?
Betroffener:	Da gibt es zum Beispiel eine Arbeitskollegin, die ich früher gar nicht groß beachtet habe. Die ist seit dem Unfall durchgehend sehr interessiert daran, wie es mir geht und welche Fortschritte ich mache. Das hätte ich vorher nie gedacht.
Therapeut:	Wie finden Sie die Kollegin?
Betroffener:	Gut. Wir treffen uns inzwischen regelmäßig und die Gespräche mit ihr sind richtig gut. Wir unternehmen auch öfter was zusammen und sie nimmt wie selbstverständlich Rücksicht darauf, was ich kann und was nicht.
Therapeut:	Welche Kontaktmöglichkeiten haben Sie noch?
Betroffener:	Ich habe zwei wirklich gute Freunde, mit denen ich schon zusammen zur Schule gegangen bin. Die sind auch weiter für mich da. Mit denen komme ich auch nach dem Unfall so gut klar wie vorher. Diese Freundschaften möchte ich unbedingt weiter pflegen. Und dann habe ich noch so eine Clique aus der Reha-Klinik. Wir treffen uns alle drei, vier Wochen reihum bei einem zu

	Hause. Das ist klasse, wir verstehen einander eben, weil wir alle was am Kopf haben. [*Lächelt.*]
Therapeut:	Das klingt tatsächlich so, als hätten Sie so viele Sozialkontakte, wie Sie brauchen, um zufrieden zu sein.
Betroffener:	Stimmt eigentlich. Ich habe Leute, mit denen ich etwas unternehmen kann, und auch welche, mit denen ich reden kann, wenn es mir schlecht geht. Welche, die mich nicht gleich fallen lassen, wenn ich nicht mithalten kann.
Therapeut:	Was ist mit den alten Kumpels, die Sie nicht mehr treffen?
Betroffener:	Die vermisse ich nicht mehr. Ich habe mich verändert, mein Leben hat sich verändert, also hat sich auch mein Freundes- und Bekanntenkreis verändert. Eigentlich ist das ganz logisch, es wäre ja auch komisch, wenn es anders wäre.
Therapeut:	Das sehe ich auch so.

Konflikt zwischen Familienzeit und Beruf. Lauschen wir nun einem Dialog mit einer Betroffenen mit eingeschränkter Lebenserwartung, die gemeinsam mit ihrem Mann ein Frisörgeschäft führt und Mutter zweier Kinder im Vorschulalter ist. Hierbei geht es um die Frage, ob sie in Zukunft beruflich kürzer treten will, um sich mehr um die Kinder kümmern zu können.

Betroffene:	Ich würde gerne mit Ihnen darüber sprechen, wie ich es schaffen kann, im Alltag besser mit Stress umzugehen.
Therapeutin:	Wie meinen Sie das konkret?
Betroffene:	Ich möchte mich liebevoll um meine Kinder kümmern und die Zeit mit ihnen genießen.

Gleichzeitig befürchte ich, dass ich das nicht kann, weil ich gestresst und reizbar bin und schlechte Nerven habe.

Therapeutin: Können Sie mir ein Beispiel hierfür nennen?

Betroffene: Mir ist aufgefallen, dass ich ganz allgemein viel schneller als früher genervt bin. Manche Kundinnen finde ich einfach nur ätzend. Denen ist nur wichtig, dass ihre Frisur dem neuesten Trend entspricht, egal, ob sie ihnen steht oder nicht. Früher habe ich bei solchen Kundinnen ans Geschäft gedacht. Heute denke ich: »Geht doch woanders hin!« Es kostet mich sehr viel Kraft, sie trotzdem freundlich zu beraten. Meine Arbeit macht mir generell nur noch sehr selten Freude. Angesichts meiner gesundheitlichen Situation erscheint mir alles, was ich beruflich mache, so sinnlos, unwichtig, zweitrangig.

Therapeutin: Was erscheint Ihnen denn wichtig?

Betroffene: Eine gute Zeit mit meiner Familie und besonders mit meinen Kindern zu haben.

Therapeutin: Sehen Sie eine realistische Chance, das schaffen zu können?

Betroffene: Ich kann mich gut um meine Kinder kümmern und die Zeit mit ihnen genießen. Da habe ich keine Zweifel. Wenn ich mir aber vorstelle, morgens arbeiten zu müssen, bin ich total überfordert. Ich befürchte, dass ich nachmittags von der Arbeit so gestresst bin, dass ich für meine Kinder keine Nerven mehr habe.

Therapeutin: Verstehe ich Sie richtig, dass Sie sich zutrauen, sich liebevoll um die Kinder zu kümmern, wenn Sie nicht berufstätig sind?

Betroffene: Ich traue mich kaum, das zu sagen, aber so ist es.

Therapeutin: Was befürchten Sie denn dann?

Betroffene: Ich bin sehr leistungsorientiert und pflichtbewusst erzogen worden. Meine Mutter war auch immer berufstätig. Für meine Mutter war das optimal. Ich habe beim ersten Kind auch bis kurz vor der Geburt gearbeitet und nur eine sehr kurze Auszeit genommen.

Therapeutin: Waren Sie damit zufrieden?

Betroffene: Es war schon sehr anstrengend. Damals hat mir die Arbeit aber auch noch mehr bedeutet.

Therapeutin: Wo setzen Sie heute die Prioritäten?

Betroffene: Bei meiner Familie. Sie haben Recht, es geht darum, was ich selbst für richtig halte. Aber gleichzeitig tut mir mein Mann auch leid, der muss so viel arbeiten.

Therapeutin: Kennt Ihr Mann Ihre Bedenken?

Betroffene: Nein! Der würde mich für verrückt erklären. Er weiß ja um meine Situation und er möchte, dass es mir so gut wie möglich geht und dass ich meine verbleibende Lebenszeit so gestalte, wie es mir gefällt.

Therapeutin: Wird Ihr Mann Sie also bei Ihrer Entscheidung unterstützen?

Betroffene: Klar, das wird er. Ich muss über meinen eigenen Schatten springen. Ich weiß längst, was ich möchte und für richtig halte. Das widerspricht nur dem, was ich früher, als ich noch gesund und naiv war, für selbstverständlich gehalten habe. Es geht darum, meine alten Bewertungen abzuhaken und zu sagen: »Meine Situation hat sich

	geändert. Ich mache jetzt das Beste daraus und nur ich selbst kann entscheiden, was das Beste ist«.
Therapeutin:	Sie werden also nach der Entlassung aus der Klinik Ihren Alltag entsprechend Ihren veränderten Prioritäten gestalten und sich hauptsächlich um die Kinder kümmern?
Betroffene:	Genau das werde ich tun.

Erstellen einer Zielhierarchie (Ziele nach Wichtigkeit ordnen). Lauschen wir zu diesem Thema dem Gespräch einer Gruppe von fünf Schädel-Hirn-Trauma-Betroffenen.

Betroffener 1:	Ich möchte mir in Zukunft mehr Zeit für die Familie und Freunde nehmen. Ich habe mich durch den Unfall sehr verändert. Ich bin fast draufgegangen und meine Familie und Freunde haben zu mir gehalten und mir durch diese schlimme Zeit geholfen. Inzwischen weiß ich, dass das alles andere als selbstverständlich ist. Jetzt weiß ich erst so richtig, was im Leben zählt. Ich werde mich intensiver um meine Familie und meine Freunde kümmern und auf meine Gesundheit achten. Nach dem Klinikaufenthalt mache ich mindestens dreimal wöchentlich Reha-Sport. Die Zeit muss ich mir nehmen.
Betroffener 2:	Bisher hast du keinen Sport gemacht?
Betroffener 1:	Nee, keine Zeit. Ich hab' viel gearbeitet. Nach dem Unfall war ich meinem Chef sehr dankbar, dass er mir noch eine Chance gegeben hat. Da haut man natürlich rein.
Betroffener 3:	Wie meinst du das?

Betroffener 1: Na, wenn da noch was fertig werden muss oder ein besonders wichtiger Kunde jammert, da macht man auch mal Überstunden. Ich möchte ja auf keinen Fall, dass die Kunden mitkriegen, dass ich nicht mehr so kann.

Betroffener 3: Was wäre, wenn die Kunden das mitkriegen würden?

Betroffener 1: Das wäre mir megapeinlich. Das darf nicht passieren.

Betroffener 2: Du schämst dich dafür, dass du nach dem Schädel-Hirn-Trauma nicht mehr so kannst wie früher?

Betroffener 1: Ja, irgendwie schon. Also nicht vor meinen Leuten, also meiner Familie oder meinen Freunden. Aber Außenstehende dürfen das auf keinen Fall mitkriegen.

Betroffener 4: Und wenn doch?

Betroffener 1: [*gereizt*] Das habe ich doch schon gesagt, dann schäme ich mich. Dann bin ich ein kleines Würstchen. Ich bin vor meinem Unfall Vorarbeiter gewesen. Jetzt gehe ich nur in der Kolonne mit. Also schlechter darf ich nicht werden, dann wäre ich ein Hilfsarbeiter. Das erträgt mein Ego nicht.

Betroffener 2: Wer darf denn alles nicht mitkriegen, dass du nicht mehr so leistungsfähig bist, wie vor dem Unfall?

Betroffener 1: Hauptsächlich die Kunden, die Kollegen und mein Chef.

Betroffener 2: Wie, du schaffst es, vor deinen Kollegen so zu tun, als sei alles okay?

Betroffener 1: Na ja, wenn ich ehrlich bin, helfen die mir gelegentlich dabei so zu tun, als sei alles okay …

Betroffener 2: Wie das?

Betroffener 1: Na, die decken meine Fehler oder übernehmen die ein oder andere Tätigkeit, die ich eigentlich machen müsste. Wenn die das nicht täten, käme ich gar nicht mehr nach Hause.

Betroffener 2: Und schämst du dich vor den Kollegen?

Betroffener 1: Die sprechen da nicht drüber. Wir tun alle so, als ob alles wie immer wäre. Also tief im Inneren schäme ich mich natürlich doch. Aber nur ein bisschen. Wie gesagt, wir tun alle so, als sei alles okay.

Betroffener 3: Wieso das?

Betroffener 1: Ein Mann, der im Beruf nicht seinen Mann steht, ist kein Mann. Ich muss meine Familie ernähren, sonst bin ich ein Nichts.

Betroffener 4: Na vielen Dank auch, dann bin ich also ein Nichts. Ich kann seit dem Unfall nicht mehr arbeiten.

Betroffener 1: Nein, das habe ich nicht so gemeint. Das ist nur für mich so.

Betroffener 4: Aha, du bist also was ganz Besonderes! Für dich gelten andere Maßstäbe als für die anderen. Aber selbst wenn, wie kommst du denn darauf, dass ein Mann, der im Beruf nicht seinen Mann steht, kein Mann ist?

Betroffener 1: Keine Ahnung, da hab' ich noch nie drüber nachgedacht. Das ist so eine Art Naturgesetz.

Betroffener 5: Natürlich, Naturgesetz! Ich lach' mich tot. Wir leben im 21. Jahrhundert. Es gibt inzwischen viele Frauen, die besser verdienen und einen besseren Job haben als ihre Männer. Wir haben eine Bundeskanzlerin. Was ist das für ein Quatsch, von wegen Naturgesetz?

Betroffener 1: Ich hab das immer so gesehen.

Betroffener 2: Wenn du so weitermachst, hast du ein Problem.

Betroffener 1: Wieso das?

Betroffener 4: Na, wenn du dich erinnerst: Du hast vollmundig erklärt, dass du dich um Freunde, Familie und deine Gesundheit kümmern willst. Und zwei Minuten später verkündest du, dass du im Job ein ganz toller Hecht sein musst, sonst wärst du nichts mehr wert. Das geht nicht zusammen.

Betroffener 2: Du musst dich da schon entscheiden, was dir wichtiger sein soll: Freunde, Familie und Gesundheit oder weiterhin im Job so zu tun, als ob alles wie vor deinem Unfall wäre. Nur eins von beidem geht.

Betroffener 1: Scheibenkleister. Wieso hab' ich das vorher nicht gemerkt?

Betroffener 2: Und? Wie möchtest du dich jetzt entscheiden?

Betroffener 1: Na, wie ich es gesagt habe: für die Familie, die Freunde und die Gesundheit.

Betroffener 2: Und was ist mit dem Beruf?

Betroffener 1: Den mache ich natürlich weiter. Das ist ja klar.

Betroffener 3: Wirst du weiterhin Überstunden machen und dir ein Bein ausreißen, damit niemand merkt, was mit dir los ist?

Betroffener 1: Nein, das geht ja nicht mehr so weiter. Aber das ist für mich superschwer, mir das einzugestehen.

Betroffener 3:	Hauptsache du hast klar, welches Ziel dir das wichtigste ist, welches das zweitwichtigste und so weiter, damit du im Zweifelsfall weißt, wie du dich entscheiden willst.

Ziele realistisch festlegen und nach Wichtigkeit ordnen. Folgen wir nun dem Gespräch zwischen einer jugendlichen Betroffenen und ihrer Therapeutin über eine sinnvolle Zielbestimmung.

Therapeutin:	Was hast du dir für die nächsten Wochen vorgenommen?
Betroffene:	Ich werde ganz viel für die Schule machen. Das geht ja so nicht weiter. Vor dem Unfall habe ich gute Noten geschrieben und jetzt nur Vieren und Fünfen. Ich muss mich mehr anstrengen, dann geht das auch.
Therapeutin:	Du sagtest gerade, dass du dich mehr anstrengen musst. Das klingt, als würdest du dich bisher gar nicht richtig anstrengen.
Betroffene:	Ja, das stimmt. Ich meine, wenn man Vieren und Fünfen schreibt, heißt das automatisch, dass man sich nicht anstrengt.
Therapeutin:	Wie kommst du darauf?
Betroffene:	Ich weiß nicht. Das war vor dem Unfall immer so.
Therapeutin:	Und nach dem Unfall?
Betroffene:	Da strenge ich mich an und schreibe trotzdem Vieren und Fünfen.
Therapeutin:	Wenn ich dich richtig verstehe, bedeutet das, dass die Vieren und Fünfen nichts damit zu tun haben, dass du dich nicht anstrengst?
Betroffene:	Nein, wohl nicht.

Therapeutin:	Deine Lehrer haben ja schon vor einiger Zeit vorgeschlagen, dass du die Klasse wiederholst, weil du so viel verpasst hast.
Betroffene:	Meine Eltern wollen das nicht. Die meinen, ich müsste in meiner alten Klasse bleiben, damit ich meine Freundinnen nicht verliere und mich nicht an neue Mitschüler und neue Lehrer gewöhnen muss.
Therapeutin:	Und wie siehst du das?
Betroffene:	Am Anfang habe ich das genauso gesehen. Aber inzwischen fühle ich mich nicht mehr wohl. Ich habe überhaupt keine Zeit mehr, mich mit Freundinnen zu treffen. Immer muss ich lernen und oft bekomme ich davon Kopfschmerzen. Am Ende hagelt es Fünfen. Das macht alles keinen Spaß mehr.
Therapeutin:	Was ist für *dich* denn wichtig? Womit würdest *du* gerne deine Zeit verbringen?
Betroffene:	Mir ist ganz wichtig, dass ich mich mal wieder mit den Mädels treffen kann. Am besten wäre, wenn ich sie zu mir nach Hause einladen könnte, weil ich doch noch immer so schnell kaputt bin. Wenn ich zuhause bin, kann ich mich ja jederzeit ausruhen, wenn ich nicht mehr kann. Mir ist wichtig, ein ganz normales Mädchen zu sein. Ja, und natürlich die Schule schaffen.
Therapeutin:	Wie wichtig ist dir, dass du keine Klasse wiederholst?
Betroffene:	Das ist mir eigentlich gar nicht mehr wichtig. Ich möchte einfach auch mal wieder ein bisschen Freizeit haben. Im Moment habe ich die nicht.

Therapeutin:	Ich habe jetzt Folgendes herausgehört: Du möchtest die Klasse wiederholen, um wieder mehr Zeit mit deinen Freundinnen verbringen können. Stimmt das so?
Betroffene:	Ja, genau.

Übung

Und jetzt Sie: Formulieren Sie Ihre Ziele für die oben beschriebenen vier Bereiche:
(1) Familie/Partnerschaft/Sozialkontakte
(2) Beruf/Karriere/verfügbare Geldmittel
(3) Hobbys/Freizeitverhalten
(4) andere Bereiche
Beschreiben Sie zunächst, wie der Ist-Zustand Ihrer einzelnen Lebensbereiche aussieht: Welche Ziele verfolgen Sie momentan mit welchem Zeitaufwand (in Stunden pro Woche) und wie viel Prozent Ihrer Energie wenden Sie dafür auf?

Als nächstes beschreiben Sie Ihre *langfristigen* Lebensziele für die oben angeführten vier Bereiche, indem Sie für jeden einzelnen Bereich folgende Frage beantworten:

»Was muss ich ab sofort nach meinem heutigen Wissensstand tun, anstreben und verfolgen, wenn ich in 30 Jahren (abhängig von Ihrem derzeitigen Alter) von mir behaupten können möchte: Das habe ich gut gemacht. Zumindest seit den letzten 30 Jahren habe ich ein sinnvolles, gutes und erfülltes Leben geführt. Das würde ich genau so wieder machen.«?

Nach dem Festlegen der langfristigen Lebensziele beschreiben Sie für jedes einzelne die *Etappenziele* auf dem Weg dorthin. Bestimmen Sie, was Sie in zehn Jahren und in einem Jahr erreicht haben wollen, um Ihren langfristigen Zielen näher zu kommen.

Achtung! Verplanen Sie nicht mehr Zeit und Energie, als Ihnen tatsächlich zur Verfügung stehen!

Achten Sie deshalb darauf, dass der geplante Zeit- und Energieeinsatz für jeden Zielzeitpunkt (in einem Jahr, in zehn Jahren, in 30 Jahren) über alle vier Zielbereiche (Familie, Beruf, Hobbys, anderes) insgesamt nicht die Ihnen tatsächlich zur Verfügung stehende Zeit und Energie überschreitet.

8 Schuldgedanken oder -vorwürfe

Unsinniger Selbstabwertung vorbeugen

Etliche neurologisch Erkrankte werten sich ständig selbst ab, wenn ihnen etwas nicht so gelingt, wie sie sich das vorstellen. Sie werfen sich dann vor, sich nicht genug anzustrengen oder sich blöd anzustellen, nicht konzentriert zu sein und (erst recht nach der Erkrankung) überhaupt ein wertloses Subjekt zu sein.

Diese Menschen haben in der Regel ein ausgeprägtes Selbstwertproblem (siehe Kapitel 6). Es gelingt ihnen nicht, ihre aktuelle gesundheitliche Situation vorurteilsfrei zu bewerten. Vielmehr machen sie sich für alles verantwortlich, was nicht gut läuft, und reagieren entsprechend ärgerlich mit sich selbst oder deprimiert.

Damit diese Betroffenen wieder »auf die Beine« kommen, brauchen sie psychotherapeutische Unterstützung. In der Therapie erarbeiten sie, dass Pauschalurteile über den eigenen Wert unsinnig sind. Es ist sinnvoller, einzelne Teile ihrer Persönlichkeit, einzelne Fähigkeiten, bestimmte Eigenheiten oder Wesenszüge zu bewerten, ohne dieses Urteil auf die anderen Qualitäten abfärben zu lassen.

Es ist unsinnig, von einer einzelnen Qualität auf die ganze Person zu schließen. Die Betroffenen müssen lernen, die eigenen Ansprüche und Erwartungen an den aktuellen Gesundheitszustand anzupassen, wenn sie nicht dauerhaft unter psychischen Problemen leiden möchten. Dazu werden sie auch lernen müssen, an sich selbst keine höheren Erwartungen oder strengeren Maßstäbe zu stellen oder anzulegen, als an den »Rest der Menschheit«. Außerdem werden sie ihren Wert nicht mehr pauschal zum Beispiel über Leistung und gesundheitliche Unversehrtheit bestimmen. Schließlich lernen die Betroffenen zu unterscheiden, was in ihrer Macht steht und was nicht. Nur so können sie ihre Kraft dort investieren, wo sie wirklich etwas erreichen können.

Eigenverantwortung und Schicksal – die Mär von der garantierten Gesundheit durch Wohlverhalten

In den letzten Jahrzehnten hat sich in vielen Medien und großen Teilen der Gesellschaft mehr und mehr die Idee durchgesetzt, dass Menschen ihre Gesundheit durch »gesundheitsbewusstes« Verhalten entscheidend beeinflussen können: »Wer nicht raucht, nicht trinkt, kein Übergewicht hat, regelmäßig Sport treibt, Stress meidet und gelernt hat, positiv zu denken, dem sollte doch eigentlich nichts zustoßen.«

Auf diese Art wird vorgegaukelt, Gesundheit sei »kontrollierbar«. Die meisten Menschen bedenken allerdings nicht, dass sich gesundheitsbezogene Ratschläge zur Lebensführung auf Statistiken und Wahrscheinlichkeiten beziehen, die im Einzelfall ganz anders ausfallen können.

Die Möglichkeit von Krankheit, Alterungsprozessen und fatalen Unfällen wird von vielen für die eigene Person so lange wie möglich geleugnet und soll durch »Gesundheitsverhalten« in Schach gehalten werden. Wenn solche Menschen dann ohne erkennbaren Grund plötzlich schwer erkranken, verwenden sie meist viel Energie darauf herauszufinden, was sie falsch gemacht haben könnten. Sie geben sich dann häufig selbst die Schuld an ihrer Erkrankung.

Noch belastender empfinden die Betroffenen ihre Situation, wenn sie glauben, selbst schuld an ihrer Erkrankung zu sein, *weil* sie zu dick oder zu unsportlich sind oder rauchen. Sie kämpfen dann häufig nicht nur mit den überdauernden gesundheitlichen Einschränkungen. Zusätzlich quälen sie sich mit dieser Schuldzuweisung. Viele werten sich dann dafür selbst ab.

Wenn Sie sich hier wiedererkennen, stellen Sie sich die Frage, wie realistisch diese Einschätzung ist. Bedenken Sie dabei, dass Krankheiten ein Bestandteil des Lebens sind, die viele Menschen schicksalhaft und ohne aktives Zutun treffen können.

Schuld- und Sühne-Konzepte

Ein gewisser Anteil der Betroffenen glaubt daran, dass Menschen vom Schicksal bestraft werden, wenn sie einen Fehler begangen haben, dumm oder faul waren oder sich unmoralisch verhalten haben. Sie denken, dass die Bestrafung umso härter ausfällt, je schwerer der »Fehler« war. Für jeden Fehler muss man leiden und büßen. Durch diese Sühne wird der Fehler dann wieder wettgemacht.

Was bedeutet es für Menschen, die an ein solches Konzept glauben, wenn sie von einer schweren neurologischen Erkrankung betroffen sind?

(1) Manche gehen nach diesem Konzept fest davon aus, einen schwerwiegenden Fehler begangen zu haben, denn sonst würden sie nicht so schwer bestraft werden. Solche Betroffenen verbrauchen oft sehr viel Energie bei der Suche danach, was sie falsch gemacht haben. Diese Energie fehlt ihnen im Genesungsprozess für die anstrengende Rehabilitationsphase. Schwierig wird es, wenn sie überhaupt keine Idee haben, wofür sie bestraft werden. Wie sollen sie dann künftig weitere Bestrafungen durch Wohlverhalten vermeiden? Wer nicht weiß, was er falsch gemacht hat und wofür er gerade betraft wird, sieht keine Chance, sich in Zukunft »richtig« zu verhalten.

(2) Den Anhängern dieses Konzepts »darf« es nicht wirklich besser gehen. Denn wenn ihre Erkrankung die Strafe für ein Fehlverhalten ist, muss sie möglichst so verlaufen, dass das Fehlverhalten durch Leiden hinreichend gesühnt, der Fehler ein für alle Mal wettgemacht wird.

Funktioniert diese Strategie? Kann man durch persönliches Leiden begangene Fehler wieder wettmachen?

Angenommen, jemand hätte wirklich einen Fehler begangen. Beispielsweise hätte er seine Frau über Jahre hinweg mit einer anderen betrogen. Hilft es seiner Frau konkret bei der Verarbeitung dieses Vertrauensbruchs, wenn er nun krank und behindert ist? Nützt es ihr, wenn er sich selbst erniedrigt und beschimpft? Kann man so den Fehler oder dessen Folgen abmildern?

Wohl kaum. Der Fehler wurde begangen und die Betroffenen müssen mit den Folgen leben.

Wenn die Krankheit der Wiedergutmachung dienen sollte, müsste man sich beispielsweise auch die folgende Frage stellen: Wird die Ehefrau nicht auch noch zusätzlich durch die Krankheit des Mannes bestraft? Ist das logisch, wenn doch die Krankheit eigentlich dem Wiedergutmachen *seines* Fehlverhaltens dienen sollte?

Manche Betroffene verfolgen dabei auch die folgende Idee: »Wenn mir etwas nicht gelingt, gehöre ich für mein Versagen bestraft, damit ich künftig nicht wieder versage, damit ich es besser mache.«

Hier kann man sich die Frage stellen: Verhilft die Bestrafung zu neuem Wissen, zu neuen Fähigkeiten?

Wohl kaum. In aller Regel führen neurologische Erkrankungen dazu, dass Fähigkeiten ganz oder zum Teil eingeschränkt werden – wieso sollten man Dinge, die man vorher nicht gekonnt hat, jetzt besser können?

Hat man zum Beispiel jemals von Schülern gehört, die in Mathe bisher versagen, weil sie es nicht verstehen, und durch eine Tracht Prügel plötzlich alles begreifen?

9 Hilfe – mein(e) Partner(in) ist nicht mehr die/derselbe! Was Angehörige wissen sollten oder: Hilfestellung für Angehörige

Nicht nur für den Betroffenen selbst, auch für dessen Angehörige, insbesondere die Partner, ändert sich mit dem Unfall/der Erkrankung häufig das ganze Leben von einem Moment auf den anderen.

Meist erwarten die Angehörigen von sich, den Betroffenen bedingungslos zu unterstützen und ihn im Verlauf der Rehabilitation immer wieder zu ermutigen. Dies erfordert ein hohes Maß an psychischer Stabilität und Energie.

Tatsächlich stoßen auch die Angehörigen in dieser Zeit häufig an die Grenzen ihrer Belastbarkeit. Selbstverständlich befürchten auch sie eine Verschlimmerung der Erkrankung oder bleibende Schäden. Sie sorgen sich, wie es finanziell oder mit der Betreuung der Familie weitergehen soll. Viele Aufgaben, die bisher der Erkrankte erledigt hat, wie zum Beispiel die Finanzen oder bestimmte Arbeiten in Haus und Garten, müssen zumindest vorübergehend zusätzlich übernommen werden. Die Arbeitsbelastung steigt oft immens. Gleichzeitig verwenden die Partner in der Regel sehr viel Zeit darauf, den Erkrankten zu besuchen und ihm Mut zuzusprechen.

9.1 Aufklärung über die Folgen der Erkrankung

Wer keine medizinische Ausbildung absolviert hat, ist wahrscheinlich damit überfordert, die Folgen einer Hirnerkrankung einzuschätzen. Erschwerend kommt hinzu, dass bei neurologischen Erkrankungen auch für die behandelnden Ärzte über einen oftmals quälend langen Zeitraum keine genauen Vorhersagen über den Krankheits- bzw. Genesungsverlauf möglich sind. Dies führt häufig dazu, dass Angehörige den Eindruck gewinnen, mit ihren Fragen nicht ernst genommen zu werden oder intellektuell nicht in der Lage zu sein, die Äußerungen der Ärzte zu verstehen.

Hieraus ergeben sich zwei wichtige Hinweise.

(1) Fachchinesisch. Fragen Sie die Ärzte und Therapeuten, wenn Sie etwas nicht verstehen. Häufig benutzt das medizinische Fachpersonal Fachbegriffe, ohne sich darüber im Klaren zu sein, dass »Otto-Normalverbraucher« so etwas nicht versteht. Das muss kein böser Wille sein und hat auch meist nichts mit der »Arroganz der Wissenden« zu tun. In den meisten Fällen handelt es sich um eine gewisse »Betriebsblindheit« der Behandler.

Letztendlich ist nicht ausschlaggebend, *warum* man bestimmte Informationen nicht bekommen oder nicht verstanden hat. Die Angehörigen verfolgen das Ziel, die Erkrankung ihres Familienmitglieds/Partners realistisch einschätzen zu können, und sollten sich nicht scheuen, die notwendigen Informationen auf verständliche Art einzufordern.

(2) Prognosen. Schwierig wird es, wenn Ärzte und Therapeuten sich nicht darauf festlegen wollen, wie der Genesungsverlauf sein wird. Die Angehörigen beschäftigt aber kaum eine Frage so sehr wie diese: »Wann wird der Partner/der Elternteil/das Kind wieder laufen, sprechen, sich erinnern können? Wird eine Rückkehr in den Beruf möglich sein? Welches Genesungsziel wird in welchem Zeitraum realistisch zu erreichen sein?«

Leider gilt hierzu folgende Tatsache:

> ! Das medizinische Fachpersonal gibt in der Regel deshalb keine Prognosen zum Genesungsverlauf ab, weil das fachlich nicht seriös möglich ist.

Der Genesungsverlauf nach einer Hirnerkrankung oder -verletzung ist viel komplizierter und hängt von weitaus mehr Faktoren ab als zum Beispiel der Genesungsverlauf nach einer Blinddarmentzündung oder nach einem Knochenbruch.

Möglicherweise ist der Verlauf ungewöhnlich positiv und man hätte die Angehörigen mit »Durchschnittsprognosen« unnötig beunruhigt. Oder der Verlauf ist unerwartet negativ und die Angehörigen würden dann den Behandlern vielleicht vorwerfen, ihnen vorsätzlich Sand in die Augen gestreut zu haben.

Jeder Einzelfall verläuft bei Hirnerkrankungen anders. Für die Angehörigen ist es meist sehr schwer zu ertragen, nicht zu wissen, wie der Genesungsverlauf sein wird. Leider gibt es aber hierzu keine Lösung.

Durchgangssyndrom

Insbesondere Patienten mit schweren Schädel-Hirn-Verletzungen durchlaufen im Krankenhaus häufig ein sogenanntes → »Durchgangssyndrom«. Das ist ein Zustand akuter Desorientierung und Verwirrung, der mit Halluzinationen (Wahrnehmung nicht vorhandener Objekte oder Stimmen), starker Angst und auch mit motorischer Unruhe einhergehen kann. Manche Betroffene versuchen zum Beispiel aufzustehen, obwohl sie eine Lähmung haben und an mehrere medizinische Geräte angeschlossen sind. Andere erkennen möglicherweise ihre engsten Angehörigen nicht oder beschimpfen diese aufs Übelste. Später können sich die Betroffenen dann nicht mehr im Einzelnen an diesen Zustand erinnern. Die Angehörigen dagegen sind dadurch manchmal nachhaltig verunsichert und beschäftigen sich mit Fragen wie:

- Wird er dieses Verhalten irgendwann wieder zeigen?
- Hat er in diesem Zustand das gesagt, was er wirklich denkt, und verschleiert er sonst seine wahren Gefühle?
- Soll ich meinem Partner erzählen, wie er sich verhalten hat, oder soll ich das lieber ganz für mich behalten?

Entlastend dürfte in diesem Zusammenhang die Information wirken, dass jeder Mensch im Durchgangssyndrom derartige Verhaltensweisen zeigt. Es ist also »normal«, sich so »unnormal« zu verhalten, und hat nichts mit der Persönlichkeit in gesunder Verfassung zu tun. Vielmehr werden Verhaltensweisen abgerufen, die der Verteidigung des eigenen Lebens dienen, man folgt gewissermaßen Lebenserhaltungsprogrammen, die im menschlichen Erbgut angelegt sind.

Weil der Erkrankte die Realität in diesem Moment verkennt und dabei von großer Angst getrieben ist, erscheint es logisch, dass er eben nicht das sagt, was er (sonst) wirklich denkt, sondern das, was er in diesem Moment denkt, in dem er die Realität verkennt.

Viele Angehörige reagieren sehr erschrocken, wenn sie einen geliebten Menschen in einer solchen Verfassung erleben, und es ist sehr unterschiedlich, wie sie damit fertig werden.

Wenn Sie unter einem solchen Erlebnis leiden, sollten Sie nicht davor zurückscheuen, zum Beispiel den behandelnden Psychologen in der Reha-Klinik oder in der ambulanten Praxis anzusprechen. Im Rahmen eines Beratungsgesprächs kann geklärt werden, ob Sie selbst therapeutische Unterstützung brauchen.

Krankheitsbedingte Defizite und ihre Auswirkungen im Alltag

Bereits in Kapitel 4 sind wir auf unfall- oder krankheitsbedingte bleibende Änderungen in der Persönlichkeit und im Verhalten des erkrankten Angehörigen eingegangen. Diese Veränderungen haben in der Regel erhebliche Auswirkungen sowohl auf den Alltag des Betroffenen als auch auf den der Angehörigen.

Wer bestimmte Leistungsdefizite sowie Verhaltens- und Wesensänderungen des Angehörigen als »organisch bedingt« und nicht willkürliche Reaktion einordnen kann, dem fällt es höchstwahrscheinlich leichter, diese neuen »Eigenarten« zumindest vorübergehend zu tolerieren. Nachstehende Übersicht zeigt, mit welchen möglichen Veränderungen man krankheitsbedingt rechnen muss.

Mögliche Veränderungen von Persönlichkeit und Verhalten nach einer Schädel-Hirn-Verletzung oder -Erkrankung

- Neue, bisher unbekannte Wesenszüge können auftreten, zum Beispiel Misstrauen gegenüber anderen, paranoide Ideen.
- Alte, bekannte Wesenszüge werden verstärkt – zum Beispiel kann jemand, der schon immer sehr ordentlich war, nach der Erkrankung pedantisch auf Ordnung achten (Fachbegriff → Persönlichkeitsakzentuierung).
- geringes Selbstwertempfinden und depressive Grundstimmung
- mangelnde Belastbarkeit, erhöhte Stressanfälligkeit, erhöhtes Bedürfnis nach Pausen
- sozialer Rückzug
- Stimmungsschwankungen, Empfindlichkeit gegenüber den Äußerungen der anderen
- Stimmungslabilität (Fachbegriff → Affektlabilität), pathologisches (= krankhaftes) Lachen und Weinen
- impulsives und nicht kontrolliertes, aufbrausendes Verhalten (Fachbegriff → verminderte Impulskontrolle)
- reduzierter oder gesteigerter Antrieb (siehe unten)
- Einschränkungen der geistigen Leistungsfähigkeit, wie z. B. umständlicher und langsamer Gedankengang; erhöhte Ablenkbarkeit; keine parallelen Handlungen mehr möglich; Schwierigkeiten, die Perspektive anderer zu übernehmen oder sich in andere hineinzuversetzen; Schwierigkeiten, die Konsequenzen des eigenen Verhaltens für sich und andere abzuschätzen; Schwierigkeiten, die Befriedigung eigener Bedürfnisse auf einen späteren Zeitpunkt verschieben zu können; Schwierigkeiten, Prioritäten zu setzen
- mangelnde Krankheitseinsicht (Fachbegriff → Anosognosie, siehe unten).

Zum Umgang mit reduziertem Antrieb

Die Betroffenen haben keine Idee, was sie machen sollen, und tun ohne Aufforderung von außen die meiste Zeit nichts oder sehr wenig. Dabei haben sie keinen Leidensdruck!

Eine solche Antriebsminderung stellt häufig für die Angehörigen eine erhebliche Belastung dar. Elementar wichtig erscheint die Erkenntnis, dass dieses Verhalten ein *Krankheitssymptom* ist. Die Betroffenen sind nicht in der Lage, ihre Antriebsminderung durch Willensanstrengung zu überwinden. Drohungen und Appelle helfen nicht. Sinnvoll erscheint es vielmehr, einen möglichst geregelten Alltag mit immer wiederkehrenden Ritualen einzuführen. Dies erleichtert es den Betroffenen, irgendwann automatisiert bestimmte Alltagsroutinen zu absolvieren. Als Angehörige sollten Sie die Betroffenen immer wieder in Alltagstätigkeiten miteinbeziehen, gleichzeitig aber nicht erwarten, dass sie diese selbstständig bewältigen. Auch sind die antriebsgeminderten Betroffenen in der Regel nicht in der Lage, Kontakte zu Freunden, Verwandten und Bekannten zu pflegen. Sie sind vielmehr darauf angewiesen, dass die gesunden Partner die Kontakte pflegen und die Betroffenen miteinbeziehen. Für die Angehörigen ist der Umgang mit einem antriebsgeminderten Menschen sehr anstrengend, weil sie den Eindruck haben, ihn ständig »anschieben« zu müssen. Daher brauchen die Angehörigen unbedingt »Auszeiten«, in denen sie etwas für sich allein tun.

Fehlende oder mangelnde Krankheitseinsicht

Anosognosie ist die Unfähigkeit des Betroffenen, die Krankheitssymptome und Beeinträchtigungen bei sich selbst zu erkennen und die Konsequenzen realistisch einzuschätzen. Der Betroffene hat nicht die Möglichkeit, diesen Vorgang zu beeinflussen. Hieraus ergibt sich, dass dieses Verhalten nichts mit Trotz, Sturheit, Dummheit oder dergleichen zu tun hat. Vielmehr ist die mangelnde Krankheitseinsicht ein Symptom wie zum Beispiel Sprachstörungen oder Lähmungen.

Anosognostische Betroffene wissen oft nicht, warum sie überhaupt im Krankenhaus sind, und »erfinden« für sie selbst logische Erklärungen (»Ich bin hier wegen meiner Rückenschmerzen«). Selbstverständlich überschätzen sie sich auch. Wenn man sie nach Leistungseinschränkungen fragt, äußern sie typsicherweise, alles sei »wie immer« und sie glauben auch, »morgen wieder arbeiten gehen zu können, wenn man mich nur lassen würde«. Es nützt nichts, den Betroffenen immer wieder mit den bestehenden Defiziten zu konfrontieren. Hierauf wird er nur gereizt reagieren. In der Regel verbessert sich die Krankheitseinsicht im Laufe der Zeit von allein.

Auf Botschaften des erkrankten Angehörigen achten

Gelegentlich kommt es vor, dass die Betroffenen sich ihrer Einschränkungen selbst bewusst sind. Es gelingt ihnen aber nicht, ihren Angehörigen zu verdeutlichen, dass sie nicht dort weitermachen können, wo sie vor ihrer Erkrankung aufgehört haben. Manche Angehörige wollen so etwas nicht hören oder denken, dem Erkrankten Mut zusprechen und dessen »negativer« Prognose widersprechen zu müssen, oder hegen, ganz allgemein, unrealistische Genesungserwartungen.

Betrachten wir dies an einem Beispiel.

Beispiel

Unrealistische Erwartungshaltung der Angehörigen

Das folgende Angehörigengespräch wurde auf Wunsch einer 45-jährigen Schädel-Hirn-Trauma-Patientin geführt, deren Ehemann die Folgen der Erkrankung seiner Frau immer wieder zu verharmlosen versuchte.

Die Betroffene leidet unter Störungen ihrer Aufmerksamkeitsfunktionen, sie ist nicht so belastbar wie früher und leicht ablenkbar.

▶

Bei vorangegangenen Wochenendurlauben hat sie bemerkt, dass alle Familienmitglieder wie selbstverständlich davon ausgehen, dass sie bald wieder »die Alte« sei. Um niemanden zu enttäuschen, hat sie sich daraufhin bis zur totalen Erschöpfung angestrengt, um die in sie gesetzten Erwartungen zu erfüllen. Das führte dazu, dass die Betroffene am ersten Behandlungstag nach dem Besuch zu Hause einige Termine in der Reha-Klinik absagen musste.

Therapeutin:	Frau Matz, Sie haben den Wunsch geäußert, in meinem Beisein mit Ihrem Mann über Ihre gesundheitlichen Einschränkungen zu sprechen. Möchten Sie vielleicht anfangen?
Frau Matz:	Ich bin nicht mehr so fit wie früher …
Herr Matz:	Mach' dir keine Sorgen, das wird schon wieder.
Frau Matz:	Aber ich werde zu Hause die alltäglichen Dinge nicht mehr so verrichten können wie früher. Ich bin viel schneller müde, vor allem abends.
Herr Matz:	Das ist doch gar nicht schlimm, das kriegen wir schon hin, das wird alles wieder. Das größte Geschenk für mich ist, dass du zu meinem Geburtstag wieder zu Hause sein wirst und wir feiern können.
Therapeutin:	Ihre Frau erzählte, dass Sie Gäste eingeladen haben. Darf ich fragen, was Sie an Ihrem Geburtstag geplant haben?
Herr Matz:	Ach, nichts Großes, vielleicht 20 Freunde. Mit denen gehen wir abends zum Feiern in ein Restaurant. Meine Frau hat also gar keine Arbeit …

Therapeutin: Ihre Frau hat eben versucht, Ihnen zu erklären, dass sie nicht mehr so belastbar ist wie früher. Ich würde Ihnen gerne kurz erläutern, wie sich die neuropsychologischen Beeinträchtigungen Ihrer Frau in ihrem Alltag auswirken können. Ihre Frau muss sich bei allem, was sie tut, mehr anstrengen als vor ihrer Erkrankung. Das heißt, alles, was sie vorher quasi nebenbei oder »mit links« gemacht hat, wie Zähneputzen, Zeitung lesen, eine Maschine Wäsche einschalten, ein Schwätzchen mit der Nachbarin halten, macht sie jetzt unter bewusster Kontrolle und unter Einsatz von viel mehr Energie als früher.
Daraus ergibt sich, dass Ihre Frau für die alltäglichen Dinge viel mehr Zeit einplanen sollte als sonst, weil sie langsamer geworden ist und, was eigentlich noch wichtiger ist, weil sie Ruhephasen braucht. Wenn sie sich nicht daran hält und sich ständig überfordert, wird sie früher oder später vollkommen erschöpft sein und aller Voraussicht nach depressiv werden. Zum Glück gelingt es Ihrer Frau bisher sehr gut, ihre Belastungsgrenzen zu erkennen und zu beachten. Sie weiß erstaunlich gut, was sie schaffen und sich zumuten kann und was nicht.

Frau Matz: Ich habe Angst, dass mir die vielen Leute bei deiner Geburtstagsfeier zu anstrengend werden. Vor allem, wenn mich alle fragen, was passiert ist und wie es mir jetzt geht. Dann werde ich Kopfschmerzen bekommen.

Herr Matz:	Das sind doch alles nette Leute, du kennst sie doch, da brauchst du dir keine Sorgen zu machen, das klappt schon.
Frau Matz:	[*Blickt hilfesuchend zur Therapeutin.*]
Therapeutin:	Herr Matz, können Sie vielleicht noch einmal kurz aus Ihrer Sicht schildern, was Sie über die Folgen der Kopfverletzung Ihrer Frau wissen?
Herr Matz:	Nun, Sie haben gesagt, dass sie möglicherweise schneller erschöpft sein wird.
Therapeutin:	Und was würde das für eine größere Geburtstagsfeier am Abend bedeuten?
Herr Matz:	Ich weiß nicht genau, ich dachte, das bezieht sich nur auf anstrengende Dinge, wie Arbeit oder so. Dann können wir ja abends überhaupt nicht mehr auf Feiern gehen oder Freunde treffen …
Therapeutin:	Weil Ihre Frau sich am Abend nach ihrer Entlassung aus der Klinik nicht mit 20 weiteren Leuten in einem Restaurant treffen möchte, werden Sie sich *nie mehr* mit Freunden treffen können?
Herr Matz:	Na ja, doch schon, vielleicht später mal, oder?
Therapeutin:	Werden Sie sich bis dahin gar nicht mehr mit Freunden treffen können?
Herr Matz:	Doch, schon, aber vermutlich irgendwie anders … ich weiß nur nicht wie …
Frau Matz:	Ich könnte versuchen, zumindest eine Zeitlang dazubleiben. Wenn es nicht mehr geht, kann mich Annika nach Hause fahren.

In diesem Gespräch wird deutlich, dass neurologisch erkrankte Menschen mit vielfältigen Beeinträchtigungen rechnen müssen und beim Anpassen an vorhandene Defizite auf das Verständnis und die Unterstützung der Angehörigen angewiesen sind.

Ein Betroffener, der seine Defizite und Bedürfnisse realistisch einschätzt, wird seinen Alltag nur entsprechend (um-)gestalten können, wenn auch die Angehörigen diese Einschätzungen teilen und sich an der Neuordnung des Alltags aktiv beteiligen. Daher ist es wichtig, dass die Angehörigen in Kontakt mit den ambulanten Behandlern stehen und über die Therapie informiert sind, sofern der Betroffene hiermit einverstanden ist.

9.2 Erwartungen an den Betroffenen

Im Falle einer schwerwiegenden Erkrankung eines Familienmitglieds kann es vorkommen, dass Angehörige anders mit der Erkrankung umzugehen versuchen als der Betroffene selbst. Angehörige sind häufig bemüht, geradezu »demonstrativ« positiv zu denken (siehe auch den vorangegangenen Dialog). Dies kann dazu führen, dass der Betroffene mit seiner Trauer und seinen Ängsten isoliert wird und sich wie ein Fremdkörper innerhalb der Familie vorkommt. Häufig versuchen Betroffene aus Rücksichtnahme auf die Familie, die Fassade des »positiven Denkens« aufrecht zu erhalten. Dies begünstigt eine depressive Entwicklung aufgrund der ständigen Überforderung.

Im günstigen Fall zeigt der Betroffene seine Gefühle. Hierdurch besteht die Möglichkeit, innerhalb der Partnerschaft oder der Familie offen mit den Folgen der Erkrankung umzugehen. Betrachten wir auch hierzu ein Beispiel.

Beispiel

Erwartungshaltung von Angehörigen realistisch korrigieren

Das Gespräch zwischen Therapeutin, Betroffener und deren Ehemann zeigt beispielhaft die Erwartungen eines Angehörigen an die Betroffene. Diese versucht, ihre persönliche Art der Krankheitsbewältigung zu verteidigen.

Therapeutin:	Frau Becker, Sie werden jetzt bald nach Hause entlassen.
Frau Becker:	Ich habe Angst davor, wie soll das werden? Ich sitze im Rollstuhl und kann gar nichts mehr machen.
Therapeutin:	Gar nichts?
Frau Becker:	Nicht mehr laufen oder mich allein anziehen oder den Haushalt machen.
Herr Becker:	Ich habe mich doch darum gekümmert, dass eine Haushaltshilfe kommt, du musst das doch gar nicht tun.
Frau Becker:	Ich würde es aber gern selbst machen. [*Beginnt zu weinen.*]
Herr Becker:	Ich tue alles, ich kümmere mich um eine Pflegerin und eine Haushaltshilfe, und das einzige, was du tust, ist zu weinen.
Therapeutin:	Stört es Sie, wenn Ihre Frau weint?
Herr Becker:	Natürlich! Wissen Sie, für mich ist es auch nicht leicht. Glauben Sie, ich möchte nicht auch manchmal weinen?
Therapeutin:	Tun Sie es denn?
Herr Becker:	Nein, es nützt doch nichts.
Therapeutin:	Können Sie sich vorstellen, dass es Ihrer Frau etwas nützt?

▶

Herr Becker:	Nein, wie denn?
Therapeutin:	Das müssen wir Ihre Frau fragen.
Frau Becker:	Mir geht es schlecht, ich will weinen.
Herr Becker:	Ja, und was nützt es dir?
Frau Becker:	Das weiß ich auch nicht, aber ich bin traurig, dass ich das alles nicht mehr kann und deshalb weine ich.
Therapeutin:	Was ist für Sie so schlimm daran, wenn Ihre Frau weint?
Herr Becker:	Sie könnte doch auch mal das Positive sehen, dass sie lebt und sprechen kann …
Therapeutin:	Sie meinen, Ihre Frau sollte sich darüber freuen, dass sie eine Hirnblutung überlebt hat. Und wenn sie das täte, könnte sie nicht gleichzeitig darüber traurig sein, dass sie ihre Selbstständigkeit verloren hat?
Herr Becker:	Na, direkt freuen kann sie sich wahrscheinlich nicht. Aber alle kümmern sich und sie zeigt kein bisschen Dankbarkeit.
Therapeutin:	Das verstehe ich nicht. Sie meinen, dass jemand, der weint, weil er sehr traurig ist, undankbar ist?
Herr Becker:	Na, alle sind froh, dass sie noch lebt, nur sie nicht.
Frau Becker:	Natürlich bin ich froh, dass ich noch lebe, aber deshalb muss ich mich doch nicht darüber freuen, wie es mir jetzt geht.
Herr Becker:	Aber du ziehst alle runter.
Therapeutin:	Verstehe ich Sie richtig: Sie sind der Ansicht, dass Ihre Frau durch ihr eigenes Verhalten ▶

	dafür verantwortlich ist, wie es den anderen geht?
Herr Becker:	Ja, irgendwie schon.
Therapeutin:	Das müssen Sie mir erklären.
Herr Becker:	Na, wenn jemand zu Besuch kommt, weint sie nur und das ist für den Besuch unangenehm.
Therapeutin:	Und das darf nicht sein?
Herr Becker:	Na, es ist schon peinlich, wenn jemand extra zu uns kommt und meine Frau nichts Besseres zu tun hat, als zu weinen.
Therapeutin:	Sie schämen sich dann?
Herr Becker:	Ja, klar.
Therapeutin:	Und dafür machen Sie Ihre Frau verantwortlich?
Herr Becker:	Na, wen denn sonst?
Therapeutin:	Ich sehe das so, dass jeder für seine Gefühle selbst verantwortlich ist. Sie finden es peinlich, wenn Ihre Frau weint. Sie könnten das aber auch anders bewerten.
Herr Becker:	Wie anders?
Therapeutin:	Zum Beispiel könnten Sie sich klarmachen, dass Ihre Frau zu Recht traurig ist und dass es vollkommen normal ist zu weinen, wenn man traurig ist. Ob die anderen hierfür Verständnis zeigen oder nicht, entscheiden die anderen selbst. Das ist nicht Ihre Sache.
Herr Becker:	Sie meinen, das muss gar nicht automatisch peinlich sein?
Therapeutin:	Ich denke, dass jeder anders darüber denkt, was peinlich ist und was nicht. Ich könnte mir

	zum Beispiel vorstellen, dass Menschen, die Ihrer Frau nahe stehen, Verständnis für ihre Traurigkeit haben und vielleicht sogar mit ihr zusammen weinen.
Herr Becker:	Das hätte mir gerade noch gefehlt!
Therapeutin:	Ich höre daraus, dass Sie selbst Ihre Frau nicht gerne weinen sehen. Automatisch schließen Sie daraus, dass es allen anderen Menschen genauso geht. Das ist aber eine Schlussfolgerung, die auf wackligen Beinen steht.
Herr Becker:	Sie meinen, ich sollte meine diesbezügliche Einstellung noch mal überdenken?
Therapeutin:	Das könnte Ihnen beiden helfen.

9.3 Umgang mit kognitiven Defiziten

Für pflegende Angehörige ist der Umgang mit den kognitiven (das Denken betreffende) Defiziten der Betroffenen häufig ausgesprochen anstrengend und kann zu einem wahren »Gefühlschaos« führen. Auch in diesem Fall kann es helfen, die eigene Sichtweise bzw. Bewertung der Situation zu überdenken. Betrachten wir dies an einem Beispiel.

Beispiel

Kognitive Defizite beurteilen

Ein 68-jähriger Betroffener lebt nach mehreren Schlaganfällen bei seiner Tochter. Der Therapeut führt ein Gespräch mit der Tochter über die schweren kognitiven Defizite des Vaters.

Therapeut:	Frau Simon, Sie hatten um ein Gespräch hinsichtlich Ihres Vaters gebeten.

▶

Frau Simon:	Ja, er lebt bei uns und es wird immer schwieriger ... Er muss ja täglich seine Tabletten nehmen. Mal kann er es, dann wieder nicht. Manchmal denke ich, er nimmt die Tabletten absichtlich nicht.
Therapeut:	Warum sollte er das tun?
Frau Simon:	Natürlich um uns zu ärgern.
Therapeut:	Wie fühlen Sie sich, wenn Sie das denken?
Frau Simon:	Ich rege mich maßlos auf. Mein Puls steigt schon, wenn ich nur davon erzähle. Ich fange dann an, mit meinem Vater zu diskutieren, werde laut und schreie ihn schließlich an.
Therapeut:	Was macht Ihr Vater in solchen Momenten?
Frau Simon:	Der lacht nur, was mich noch mehr aufregt. Manchmal habe ich Angst, dass ich ihm jeden Moment eine runterhauen könnte.
Therapeut:	Sie sagten eben, dass Ihr Vater die Tabletten manchmal nicht nimmt, um Sie zu ärgern. Wäre auch eine andere Erklärung denkbar?
Frau Simon:	Ich weiß nicht. Warum sollte er sonst seine Tabletten nicht nehmen?
Therapeut:	Wozu sollte er Sie ärgern wollen?
Frau Simon:	Stimmt, das ist genauso viel und genauso wenig logisch, wie dass er mich ärgern will.
Therapeut:	Hat Ihr Vater manchmal gute und manchmal schlechte Tage?
Frau Simon:	Ja klar, das kennt ja jeder. Aber bei ihm sind diese Schwankungen noch viel ausgeprägter. Sie meinen, dass mein Vater das an manchen Tagen geregelt kriegt mit seinen Tabletten und an anderen Tagen nicht?

Therapeut:	Das halte ich für wahrscheinlich. Wissen kann ich es natürlich nicht, aber es wäre eine denkbare Erklärung.
Frau Simon:	Das klingt logisch.
Therapeut:	Wenn Ihr Vater das nächste Mal seine Tabletten nicht nimmt, was könnten Sie dann beispielsweise denken?
Frau Simon:	Ich könnte denken: Heute hat er mal wieder einen schlechten Tag. Er kann nichts dafür. Morgen geht es vielleicht schon wieder besser.
Therapeut:	Und wie geht es Ihnen mit dieser Sichtweise?
Frau Simon:	Gut, richtig gut. Es ist zwar lästig, dass es mal so und mal so ist, aber wenn ich nicht mehr denke, dass mein Vater mich ärgern möchte, habe ich auch keinen Grund mehr, sauer auf ihn zu sein.
Therapeut:	Das klingt für mich vernünftig.

9.4 Wie viel Hilfestellung braucht mein Angehöriger?

Neurologisch Erkrankte sind bei ihrer Rückkehr in den Alltag auf die Hilfe ihrer Angehörigen angewiesen. Die Angehörigen unterstützen die Betroffenen zum Beispiel dabei, bestimmte Kompensationsstrategien zum Ausgleich von Leistungseinschränkungen anzuwenden. So wird ein 15-jähriges Mädchen mit mittelschweren Gedächtnisstörungen nur dann regelmäßig ein Gedächtnis-Tagebuch führen, wenn die Eltern sie regelmäßig daran erinnern und auch kontrollieren, ob sie die Aufgabe erledigt hat. Viel wichtiger ist aber, dass die Eltern selbst den Sinn dieses Tagebuchführens sehen. Nur dann werden sie die Tochter dazu ermuntern nachzusehen, was sie wann gemacht hat, statt sie ungefragt mit diesen Informationen zu versorgen, was manchmal viel einfacher (und zeitsparender) wäre.

Werden Betroffene aber mit Hilfe überschüttet, besteht die Gefahr, dass sie jede Motivation verlieren, selbst an der Kompensation ihrer vorhandenen Defizite zu arbeiten. Ihnen fehlt dann die Erfahrung, selbst etwas erreichen zu können. Sie erzielen dann keine eigenen Erfolgserlebnisse mehr. Dies führt häufig zu depressiven Reaktionen. Betrachten wir hierzu ein Beispiel.

Beispiel

Eigene Fähigkeiten trainieren lassen und fördern

Eine 35-jährige Schlaganfall-Betroffene ringt mit ihrer überbehütenden Mutter.

Therapeutin:	Frau Pausch, Sie haben heute Ihre Mutter mitgebracht. Guten Tag, Frau Pausch, das ist schön, dass wir uns mal persönlich kennenlernen. Sie sind ja eine große Stütze für Ihre Tochter.
Mutter:	Guten Tag, ich freue mich auch. Natürlich tue ich gerne für meine Tochter, was ich kann.
Frau Pausch:	Ja Mama, genau darüber wollte ich gerne mit dir sprechen. Ich bin dir sehr dankbar, dass du mir über die schlimme Zeit hinweggeholfen hast, als ich die Halbseitenlähmung hatte und ziemlich hilflos war.
Mutter:	Ja, das waren schlimme Zeiten. Die sind ja, Gott sei Dank, nun überstanden.
Frau Pausch:	Ja genau, inzwischen geht es mir wieder viel besser und ich könnte einige Dinge alleine schaffen, wenn du mich denn lassen würdest …

▶

Mutter:	Aber Kind, das musst du doch nicht, ich helfe doch gerne.
Frau Pausch:	Das weiß ich ja, Mama, aber mir würde es gut tun, auch mal wieder was allein geregelt zu kriegen.
Mutter:	Aber du kriegst ganz viel geregelt. Du gehst regelmäßig zu deinen Therapien, hast bei der Arbeit mit der stufenweisen Wiedereingliederung angefangen. Das ist doch so viel, da muss ich dir doch im Haushalt helfen.
Therapeutin:	Frau Pausch, könnten Sie bitte zusammenfassen, was Ihre Tochter bisher gesagt hat?
Mutter:	Natürlich, sie meint, dass sie die Hilfe von mir nicht annehmen kann und dass ich zu viel für sie tue. Wahrscheinlich macht sie sich Sorgen, dass das für mich zu viel werden könnte, aber das braucht sie nicht.
Therapeutin:	Ich habe Ihre Tochter anders verstanden.
Mutter:	Wie, anders?
Frau Pausch:	[*gereizt*] Ja Mama, du hast mich *gar nicht* verstanden. Ich würde mich sehr freuen, wenn du mir zuhören würdest. Ich weiß, dass du es nur gut meinst, aber es wird Zeit, dass du mich wieder wie eine Erwachsene behandelst.
Mutter:	[*an die Therapeutin gewandt*] Ja, tue ich das etwa nicht?
Therapeutin:	Mir fällt auf, dass Sie es offenbar sehr gut mit Ihrer Tochter meinen und sehr hilfsbereit sind, aber auch, dass sie ihr anscheinend nicht so richtig zuhören oder nicht so richtig verstanden haben, was sie Ihnen sagen möchte.

▶

Mutter:	Das ist ja ein Ding! [*an die Tochter gewandt:*] Schatz, was habe ich falsch verstanden?
Frau Pausch:	Ich mache mir weniger Sorgen um dich als um mich selbst. Ich möchte wieder selbstständig leben. Als ich sehr krank war, war es natürlich wunderbar, dass du dich so um mich gekümmert hast, aber jetzt geht es mir besser.
Mutter:	Aber ich mache das doch gerne.
Frau Pausch:	Ja, das weiß ich, aber es tut mir nicht gut.
Mutter:	Was soll denn daran nicht gut sein, wenn ich zum Beispiel für dich bügle und dir was Leckeres koche?
Frau Pausch:	Das ist nicht altersgemäß! Ich bin 35 Jahre und vor meiner Erkrankung habe ich alles selbstständig bewältigt. Das möchte ich jetzt wieder schaffen. Natürlich kannst du alles besser, du hattest ja auch keinen Schlaganfall. Aber ich möchte es auch wieder können. Bitte lass es mich ausprobieren.
Mutter:	Du willst mich also nicht mehr bei dir sehen?
Frau Pausch:	[*Guckt hilfesuchend zur Therapeutin.*]
Therapeutin:	Wie kommen Sie darauf, dass Ihre Tochter Sie nicht mehr bei sich sehen will?
Mutter:	Na, das hat sie doch eben gesagt.
Therapeutin:	Was genau hat Ihre Tochter gesagt?
Mutter:	Dass sie wieder selbstständig sein will, weil es ihr besser geht und weil sie das jetzt auch wieder kann und weil sie 35 Jahre alt ist, will sie mich nicht mehr sehen.
Therapeutin:	Könnte es sein, dass Sie da etwas in den falschen Hals bekommen haben?

Mutter:	[*mit Tränen in den Augen*] Ja, vielleicht. Es ist unendlich schwer mit anzusehen, wenn die erwachsene Tochter plötzlich so schwer krank und so hilflos ist. Ich war sehr froh, dass ich sie wenigstens durch meine praktische Hilfe unterstützen konnte.
Therapeutin:	Und jetzt fällt es Ihnen schwer, sie wieder loszulassen und wie eine Erwachsene zu behandeln?
Mutter:	Ja, sie war doch wieder so hilflos wie ein Kind. Da bin ich wieder die Mama wie früher geworden. Das hat sie doch gebraucht.
Therapeutin:	Ja genau, das haben Sie sehr gut gemacht. Ihre Tochter hat auch schon sehr oft erzählt, wie froh sie war, von Ihnen unterstützt zu werden.
Mutter:	[*an die Tochter gewandt*] Das ist aber lieb von dir.
Therapeutin:	Jetzt ist aber anscheinend der Zeitpunkt gekommen, dass Ihre Tochter wieder erwachsen sein möchte und Sie sich, wie damals in der Pubertät Ihrer Tochter, zurücknehmen sollten, erinnern Sie sich an diese Zeit?
Mutter:	Natürlich, wie könnte ich diese Zeit vergessen!
Therapeutin:	Sie meinten eben, Ihre Tochter habe gesagt, sie wolle Sie nicht mehr sehen …
Frau Pausch:	Mama, das ist totaler Quatsch. Natürlich möchte ich dich sehen, aber eben so wie vor meinem Schlaganfall. Und wenn ich deine Hilfe brauche, möchte ich darum bitten. Du musst mich nicht mit Hilfe überschütten, es reicht, wenn ich dich fragen kann.

▶

Mutter: Aber natürlich kannst du das.

Therapeutin: [*an die Mutter gewandt*] Wie fänden Sie diese Lösung?

Mutter: Na, erst einmal schwer. Im Moment sehen wir uns fast täglich. Aber ich denke, ich könnte wieder häufiger meine Freunde treffen und mich um meine Hobbys kümmern, die habe ich in letzter Zeit sehr vernachlässigt. Und ein bisschen Ausruhen wäre auch nicht verkehrt. Für den Anfang fände ich aber gut, wenn wir alle zwei Tage kurz telefonieren könnten, damit ich weiß, dass es dir gut geht.

Frau Pausch: Ja, das wäre für mich auch in Ordnung, aber nur kurz, ich werde ja viel zu tun haben … [*Lächelt.*]

Mutter: Das glaube ich auch. [*Lächelt ebenfalls.*]

Kein »Alles oder nichts«-Prinzip. Angehörige sollten die Aufforderung, dem Betroffenen die noch vorhandene Selbstständigkeit zu lassen, nicht missverstehen und nun glauben, der Betroffene solle *alles* selbstständig erledigen. Es wäre fatal, dem Betroffenen die *notwendige* Unterstützung zu entziehen. So braucht zum Beispiel ein Schüler nach einer schweren Kopfverletzung möglicherweise (noch) Unterstützung beim Packen der Schultasche, kann aber seine Freundschaften selbstständig gestalten. Natürlich pocht er dann in diesem Bereich auf Eigenständigkeit. Das heißt aber *nicht*, dass er grundsätzlich alles eigenständig schaffen kann.

Es kommt häufig vor, dass die Entscheidung, in welchen Fällen der Betroffene Unterstützung braucht und was er allein bewältigen kann und sollte, ausgesprochen schwer zu treffen ist. Manche

Angehörige zeigen eine überfürsorgliche Haltung und möchten den Betroffenen mit Hilfe überschütten, andere verlangen mehr Selbstständigkeit, als der Betroffene erbringen kann.

Erschwerend kommt hinzu, dass einige Betroffene ihre eigene Leistungsfähigkeit aufgrund eigeschränkter Störungseinsicht überschätzen und somit keine verlässliche Auskunft darüber geben können, wie viel und welche Unterstützung sie brauchen.

Bei der erfolgreichen Gratwanderung zwischen notwendiger Unterstützung und sinnvollem Rückzug sollte man bei Bedarf Unterstützung durch die Therapeuten des Angehörigen einholen. Es ist wenig zielführend, wenn im Rahmen der Therapie mit dem Betroffenen Ziele und Strategien erarbeitet werden, von denen die Angehörigen nichts wissen. Vielmehr sollten diese in die Zielplanung einbezogen werden, um ihren Beitrag zum Erreichen der Ziele leisten zu können.

9.5 Umgang mit veränderten Rollen

Durch die Erkrankung eines Familienmitglieds kommt es in der Regel zu einer Rollenveränderung in der Familie: Beispielsweise tragen erwachsene Kinder plötzlich Verantwortung für einen Elternteil, der sich bisher stets um seine Belange selbst gekümmert hat. Oder Eltern erwachsener Kinder müssen sich plötzlich erneut um ihre Kinder kümmern, die vor ihrem Schädel-Hirn-Trauma erfolgreich »auf eigenen Füßen« gestanden haben. Oder in der Partnerschaft muss der gesunde Partner Verantwortung übernehmen, die früher wie selbstverständlich vom jetzt kranken Partner übernommen wurde.

Häufig vermissen Angehörige auch ihren »alten« Partner, der zwar die Erkrankung grundsätzlich überlebt hat und insofern noch präsent ist, der nun aber krankheitsbedingt vollkommen verändert erscheint und »nicht der Mann, in den ich mich mal verliebt habe« oder »die Frau, die ich geheiratet habe« ist.

Angehörige plagen sich anlässlich solcher Gedanken häufig mit einem schlechten Gewissen. Sie machen sich Schuldvorwürfe und fragen sich, ob sie eigene Interessen verfolgen »dürfen«, die möglicherweise den Interessen des Betroffenen zuwiderlaufen. Manchmal ergeben sich Fragen wie:

- »Darf ich das: meinen kranken Partner verlassen?« oder
- »Soll ich das: einen anderen Partner suchen?«

Selbstverständlich gibt es keine allgemeingültigen Antworten auf diese Fragen. Vielmehr sind dafür die eigenen Normen und Wertvorstellungen entscheidend. Besonders bei Betroffenen mit ausgeprägten Wesensänderungen und aggressiven Impulsdurchbrüchen erscheint eine Trennung aus Sicht der Partner häufig unausweichlich, zum Beispiel auch, um Kinder vor verbalen und körperlichen Übergriffen zu schützen.

In solchen Fällen ist eine psychotherapeutische Begleitung des gesunden Partners sinnvoll, um zu persönlich richtigen Entscheidungen zu kommen. Diese Entscheidungen werden sich an den persönlichen Normen und Zielen orientieren. Auf »allgemeingültige« Normen, die festlegen, »was sich gehört« und »was man darf und was nicht«, kann man dabei nicht sinnvoll zurückgreifen.

9.6 Wie viel Reha braucht der Mensch?

Gelegentlich arrangieren sich die Betroffenen mit den vorhandenen Restdefiziten. Sie gestalten ihr Leben anders als vor der Erkrankung, entwickeln neue Hobbys und neue Lebensziele. Wenn diese Betroffenen in einer Partnerschaft leben, ist es unverzichtbar, dass der Partner diese Veränderungen unterstützt oder zumindest toleriert. Tut der gesunde Partner dies nicht, ist das Funktionieren der Partnerschaft gefährdet.

Häufig ist zu beobachten, dass gesunde Partner darauf pochen, dass noch Fortschritte zu erzielen sein müssen, dass der Betroffene sich unbedingt noch weiter anstrengen müsse, um wieder »der Alte« zu werden. Betroffene und Partner streben in solchen Fällen in vollkommen gegensätzliche Richtungen, die Beziehung ist gefährdet.

Sinnvoll wäre es dann, dass man sich als Angehöriger bewusst macht, dass der Betroffene immer noch ein eigenverantwortlicher Mensch ist, der das Recht hat, über seine Lebensplanung frei zu entscheiden. Dazu gehört auch, entscheiden zu dürfen, wann er genug von ständigen Therapien und Anwendungen hat. Der Betroffene kann sich jederzeit entscheiden, sich im Rahmen seiner begrenzten Möglichkeiten dem neuen »normalen« Leben zuzuwenden und das Beste daraus zu machen.

Natürlich wird er dann auch die Konsequenzen für seine eigenverantworteten Entscheidungen zu tragen haben.

Als Partner muss man diese Entscheidung weder akzeptieren noch tolerieren. Man ist frei, diese neu eingeschlagene Richtung abzulehnen und deswegen die Beziehung zu beenden. Man sollte aber nicht »für den Betroffenen« entscheiden. Betrachten wir hierzu ein Beispiel.

Beispiel

Eigenverantwortliche Entscheidungen treffen

Gespräch mit dem Ehemann einer Hirntumor-Betroffenen über das Maß notwendiger Therapien.

Therapeutin:	Frau Poll, Sie haben um ein Gespräch zusammen mit Ihrem Mann gebeten?
Frau Poll:	Ja, ich habe Schwierigkeiten, meinem Mann zu verdeutlichen, dass ich im Moment genug von den Therapien habe und stattdessen leben möchte, so gut es geht.
Therapeutin:	Herr Meier, was sagen Sie dazu?

▶

Herr Meier:	Ich bin vollkommen einverstanden. Ich möchte auch, dass meine Frau lebt, so gut es geht. Dafür muss sie aber erst mal gesund werden.
Therapeutin:	Was verstehen Sie unter »gesund«?
Herr Meier:	Natürlich die Abwesenheit von Krankheit.
Therapeutin:	Ist das im Falle Ihrer Frau möglich?
Frau Poll:	Ich möchte mich da gerne einschalten: Es ist eben *nicht* möglich. Ich werde nie mehr gesund in dem Sinne, wie du es meinst. Ich habe einen Hirntumor, der nicht wirklich heilbar ist. Er ist jetzt, soweit möglich, rausoperiert, aber er lauert weiter.
Herr Meier:	Wie kannst du so etwas sagen?
Frau Poll:	Ich kann das sagen, weil es mein Kopf ist und weil es die Wahrheit ist.
Herr Meier:	[*Fängt an zu weinen.*] Aber du musst doch alles tun, um wieder so gesund wie möglich zu werden. Das bist du dir selbst und den Kindern und mir doch schuldig.
Therapeutin:	Das verstehe ich noch nicht ganz. Könnten Sie mir das genauer erklären?
Herr Meier:	Ich meine, dass meine Frau kämpfen muss, um möglichst lange ein lebenswertes Leben zu führen. Dazu gehört, dass sie sich operieren lässt, wenn es nötig ist. Dazu gehört aber auch, dass sie ihre Therapien diszipliniert absolviert. Sie darf doch nicht aufgeben.
Frau Poll:	Ich habe nichts von aufgeben gesagt. Ich möchte bestimmen, womit ich mein restliches Leben verbringe. Und ich bin mir ganz sicher,

	dass ich nicht den Rest meines Lebens mit zum Teil ätzenden, nervtötenden, wenig lustvollen Therapien verbringen möchte.
Herr Meier:	Sondern?
Frau Poll:	Ich möchte Dinge tun, die mir Spaß machen: Zeit mit dir und den Kindern verbringen, Freunde treffen, Urlaub machen, vielleicht auch wieder in den Beruf reinfinden. Ich schaffe es nicht, so wie früher zu werden. Das muss aber auch nicht sein. Ich möchte leben. Ich möchte Spaß und Genuss. Ich wünsche mir von dir dabei Unterstützung.
Herr Meier:	Ich weiß nicht, ob ich das kann.
Therapeutin:	Ich denke, dass Sie Zeit brauchen, um in Ruhe darüber nachzudenken.
Herr Meier:	Das sehe ich auch so.

9.7 Mein Partner zieht sich aus dem Freundeskreis zurück

Im Rahmen neurologischer Erkrankungen kommt es häufig zu einer verminderten Belastbarkeit in Kombination mit Konzentrationsstörungen. Dies führt dazu, dass die Betroffenen sich in größeren Gesellschaften, oft begleitet von lauter Musik, unwohl fühlen. Das »Durcheinander-Reden« und die vielen Ablenkungen überfordern sie, viele Betroffene berichten dann über Kopfschmerzen. In den meisten Fällen meiden sie größere Gesellschaften irgendwann ganz.

Vielen Betroffenen gelingt es früher oder später, diese Situation als gegeben hinzunehmen: »Das ist jetzt eben so.« Den gesunden Partnern fällt es dagegen oft schwer, diesen Rückzug zu akzeptieren und nicht als persönliche Kränkung aufzufassen. Geburtstagsfeiern, Hochzeiten und so weiter müssen sie jetzt allein aufsuchen, obwohl sie doch eigentlich in einer Partnerschaft leben.

Wenn Sie sich hier wiedererkennen, können Sie sich bewusst machen, dass die Entscheidung Ihres Partners, solche Veranstaltungen zu meiden, den Folgen der hirnorganischen Erkrankung geschuldet ist. Es steht nicht in der Macht des Betroffenen, die Konzentrationsstörungen für besondere Anlässe gewissermaßen »abzuschalten«.

Vielmehr erscheint dieses Vermeidungsverhalten sinnvoll, weil die Beschwerden, die der Betroffene beim Besuch der Feier befürchtet, nicht nachlassen, wenn er sich der Situation immer wieder aussetzt.

Besser man sucht stattdessen nach Alternativen. So könnte man sich zum Beispiel in kleiner Runde treffen und auf Großveranstaltungen verzichten. Der Angehörige könnte aber auch allein dorthin gehen.

Manche Angehörige schämen sich, weil sie gegen vermeintlich allgemeingültige Normen verstoßen, wenn sie einen kranken Partner allein zuhause lassen und sich selbst amüsieren. Auch hier kann man sich frei entscheiden, ob man das tun möchte, was man selbst für richtig hält, oder das, von dem man glaubt, dass »die Allgemeinheit« es angeblich für richtig hält oder erwartet. Auch hierzu ein Beispiel.

Beispiel

Partner müssen nicht auf alles verzichten

Gespräch eines Schlaganfall-Betroffenen mit seiner Ehefrau über ein Treffen mit den alten Freunden auf einem größeren Fest.

Ehefrau: Ich hatte so sehr gehofft, dass wir wieder zurück in unser altes Leben finden würden. Aber ich muss leider feststellen, dass ich auf ►

jedem Fest alleine sitze. Obwohl ich verheiratet bin, muss ich doch überall alleine hingehen. Das ist für mich ziemlich unangenehm. Ich komme mir vor wie eine Witwe.

Betroffener: Jetzt übertreibst du aber, ich bin ja wohl noch lange nicht tot.

Ehefrau: Du weißt ganz genau, dass unser Freundeskreis nur aus Pärchen besteht. Da ist es einfach blöd, allein dazusitzen. Die anderen fragen auch immer wieder nach dir. Ich weiß schon gar nicht mehr, was ich antworten soll. Andererseits würde es mich auch kränken, wenn sie nicht mehr fragen würden.

Betroffener: Was ist denn so schlimm daran, wenn du allein ein Fest besuchst?

Ehefrau: Ich vermisse dich. Ich würde gerne wie früher mit dir tanzen und mit dir und unseren Freunden Gespräche führen.

Betroffener: Das kann ich gut verstehen. Andererseits finde ich es allmählich ganz schön nervig, dass ich immer wieder dieselbe Diskussion führen muss.

Ehefrau: Da haben wir es wieder, jetzt wirst du beleidigend.

Betroffener: Wie kommst du darauf?

Ehefrau: Na, du hast gerade gesagt, dass ich nervig bin.

Betroffener: Nicht *du* bist nervig, sondern dass du immer wieder diese Diskussion anfängst.

Ehefrau: Ja, aber es belastet mich eben und egal, wie oft ich mit dir darüber spreche, du änderst nichts.

Betroffener: Wie soll ich denn was ändern?

▶

Ehefrau:	Du könntest doch mitkommen, einfach einen Fuß vor den anderen setzen und mitkommen.
Betroffener:	Was soll ich dazu noch sagen, du verstehst mich einfach nicht.
Ehefrau:	Na super, jetzt bin ich die Dumme. Versuch es doch erst mal.
Betroffener:	Na gut. Ich halte Feierlichkeiten in großer Runde nicht aus, weil es dort laut ist und alle durcheinanderreden. Ich kann mich dann nicht konzentrieren. Ich kann den Gesprächen nicht folgen und sitze nach wenigen Minuten vollkommen genervt und mit Kopfschmerzen in der Ecke. Du kannst dir sicher vorstellen, dass das für meine Stimmung und mein Selbstbewusstsein ziemlich mies ist. Verstehst du mich jetzt?
Ehefrau:	Ja, ich habe verstanden, dass du Konzentrationsstörungen hast und dass dir Feiern nicht gefallen.
Betroffener:	Das trifft es nicht! Es ist keine Frage des Geschmacks. Wenn mir etwas nicht gefällt, zum Beispiel Theaterbesuche, kann ich trotzdem, um meinem Partner einen Gefallen zu tun, ab und zu mit ihm zusammen ins Theater gehen. Bei mir geht es aber um Folgen einer Erkrankung. Ich kann die Situation, die auf großen Feierlichkeiten entsteht, aus guten und medizinisch nachvollziehbaren Gründen nicht aushalten. Wenn du von mir verlangst, in diesem Punkt über meinen Schatten zu springen, dann ist das so, als würde ich von dir ▶

	verlangen, beim nächsten Berlin-Marathon mitzulaufen.
Ehefrau:	Das könnte ich ja gar nicht schaffen.
Betroffener:	Ich kann auch nicht schaffen, was du da verlangst. Du könntest beim Marathon zweifellos starten, aber niemals gesund ankommen. So ist das mit der Feier für mich. Natürlich könnte ich grundsätzlich teilnehmen. Aber es würde kein gutes Ende nehmen. Mir ginge es schlecht und damit wäre dir auch nicht geholfen. Verstehst du das?
Ehefrau:	Ich vermisse trotzdem die alten Zeiten. [*Weint.*]
Betroffener:	Ich auch, aber ich möchte nicht immer nur den alten Zeiten nachtrauern. Ich möchte nach vorne sehen. Ich kann auch ohne Feiern leben. Ich treffe mich jetzt lieber in kleiner Runde, so mit ein oder zwei Pärchen. Das reicht. Mehr schaffe ich nicht.
Ehefrau:	Ja, das haben wir ja in letzter Zeit öfter gemacht. Das war auch schön. Aber das Problem mit den großen Feiern bleibt.
Betroffener:	Ja, das wird auch so bleiben. Entweder du findest dich damit aber oder du wirst weiter traurig sein.
Ehefrau:	Du klingst schon wieder wie dein eigener Psychotherapeut.
Betroffener:	Stimmt, aber so ist es nun mal. Du bist traurig, weil du die Situation so bewertest, wie du es nun mal tust. Wenn du lernen würdest, anders ▶

	über die Situation zu denken, wärest du nicht mehr so traurig.
Ehefrau:	Ich hab' mir aber gedacht, dass *du* dich ändern kannst, damit es mir besser geht. Dann bräuchte ich keine andere Bewertung.
Betroffener:	Es sieht ja nun ganz danach aus, dass du dich da geirrt hast, oder?
Ehefrau:	Ja, leider. Welche Bewertung würdest du vorschlagen?
Betroffener:	Ich würde vorschlagen, dass du allein zu den Feiern gehst, und wenn du traurig wirst, könntest du denken: Mein Mann ist, Gott sei Dank, wieder so fit, dass wir viel zusammen unternehmen können. Solche Feiern gehören zu den wenigen Dingen, die er trotz der schweren Erkrankung nicht mehr schafft. Aber die meisten Dinge funktionieren wieder ganz gut. Glück im Unglück gehabt!
Ehefrau:	Denkst du das wirklich selbst?
Betroffener:	Ja, das denke ich. Ich kann prima ohne große Feiern leben. Mir sind jetzt andere Dinge wichtig.

9.8 Mein Partner setzt nicht die richtigen Prioritäten

Besonders männliche Betroffene legen häufig großen Wert darauf, erfolgreich in den Beruf zurückzukehren. Dafür sind sie auch bereit, »Opfer zu bringen«. Die Konsequenz daraus heißt meist, dass diese Betroffenen in der Regel im Anschluss an die Arbeit sehr erschöpft sind. Sie haben dann häufig keine Kraft mehr, sich der Partnerin zu widmen, sich mit Freunden zu treffen oder Hobbys nachzugehen. Stattdessen suchen sie Ruhe. Wenn die Partnerin aber das Bedürfnis nach gemeinsamen Unternehmungen und Sozialkontakten hat, ist der Konflikt unausweichlich.

Lauschen wir einem Ehepaar bei einem solchen Konfliktgespräch.

Beispiel

Konflikt wegen beruflicher Erfolgsorientierung

Frau Schmitt:	Ich bin der Meinung, du solltest endlich die Rente einreichen.
Herr Schmitt:	Warum sollte ich das tun?
Frau Schmitt:	Weil du nach der Arbeit immer total erschöpft bist. Du lebst von montags bis freitags nur für die Arbeit. Das ist doch kein Leben.
Herr Schmitt:	Sondern?
Frau Schmitt:	Du weißt genau, was ich meine. Wir könnten es so schön haben. Wenn du nicht Vollzeit arbeiten würdest, wärst du nicht immer so erschöpft und könntest viel besser auf mich und meine Bedürfnisse eingehen, jetzt, wo die Kinder aus dem Haus sind.
Herr Schmitt:	Was meinst du denn damit?
Frau Schmitt:	Na, weshalb sind wir denn sonst verheiratet?
Herr Schmitt:	Damit ich auf deine Bedürfnisse eingehe?
Frau Schmitt:	Jetzt tust du wieder so, als wüsstest du nicht, wovon ich rede. Du lebst die meiste Zeit nur für die Arbeit. Du schaffst nichts anderes. Um deinen Job zu schaffen, musst du alles andere zurückstellen. Frau Dr. Schiffer [*die behandelnde Neurologin*] ist auch der Meinung,

▶

	dass es dir viel besser ginge, wenn du in Rente gehen würdest.
Herr Schmitt:	Da fällt mir ja gar nichts mehr ein! Woher will Frau Dr. Schiffer wissen, wann es mir gut geht? Dass ich meinen Beruf aufgeben soll, ist ja wohl ein Witz! Ich liebe meinen Beruf!
Frau Schmitt:	Ja genau, du liebst deinen Beruf mehr als mich. Du bist so herzlos. Dein Job wird dich noch mal umbringen.
Herr Schmitt:	Wenn du meinst. Ich bin Abteilungsleiter und kann entscheiden, wie die Dinge zu laufen haben. Ich kann meine Mitarbeiter und den Betrieb täglich weiter bringen. Natürlich ist das anstrengend. Aber ich selbst entscheide Tag für Tag, dass ich diese Anstrengung auf mich nehmen will.
Frau Schmitt:	Ja genau, auf Kosten deiner Frau.
Herr Schmitt:	Wieso das?
Frau Schmitt:	Weil du gar keine Energie mehr für mich hast.
Herr Schmitt:	Eben weil ich einen Schlaganfall hatte, bin ich nach einem anstrengenden Tag erschöpft.
Frau Schmitt:	Ja, das sage ich doch die ganze Zeit, du solltest nicht mehr arbeiten, dann kämest du auch wieder zu Kräften.
Herr Schmitt:	Du verstehst es einfach nicht. Durch die Folgen des Schlaganfalls bin ich weniger belastbar.
Frau Schmitt:	Das sag ich doch die ganze Zeit.
Herr Schmitt:	Also bin ich nach einem anstrengenden Arbeitstag erschöpft. Ich habe aber diesen Weg für mich gewählt. Meine Arbeit ist so klasse, ▶

	dass ich sie nicht missen möchte. Ich nehme in Kauf, dass ich abends platt bin. Das ist okay für mich.
Frau Schmitt:	Für mich ist es nicht okay.
Herr Schmitt:	Das tut mir leid für dich, aber ich werde meinen Beruf nicht aufgeben, nur damit du Ruhe gibst. Die Lösung deiner Probleme liegt bei dir und nicht bei mir.
Frau Schmitt:	Ich weiß nicht, ob ich unter diesen Umständen weiter mit dir zusammenleben kann. Wir haben ja sowieso keine Gemeinsamkeiten.
Herr Schmitt:	Wenn du das so siehst, tut es mir leid.

Neben einer Trennung könnte ein anderer Lösungsansatz für die Partnerin darin bestehen, ohne Begleitung durch ihren Partner Freunde zu treffen oder etwas zu unternehmen. Oder beide könnten einen Kompromiss schließen: Häufig ist es auch berufstätigen Schädel-Hirn-verletzten Menschen möglich, am Wochenende etwas mit dem Partner zu unternehmen.

10 Umgang mit Fachchinesisch: Übersetzungshilfen für medizinische und psychologische Fachbegriffe

Als Betroffene oder Angehörige werden Sie in der Behandlungsphase häufig mit Fachbegriffen konfrontiert. Für viele ist es schwer, durch dieses Fachchinesisch durchzusteigen oder die Erklärungen der behandelnden Ärzte und Therapeuten zu behalten. Deswegen sind hier die wichtigsten Begriffe und deren Bedeutung aufgeführt. Ein Pfeil → verweist darauf, dass der Begriff in diesem Kapitel erklärt wird.

Affektlabilität
Ein psychischer Zustand, bei dem durch geringfügige Reize rasche und starke Schwankungen der Grundstimmung auftreten. Der Patient bricht z.B. bei Rührung sofort in Tränen aus, ohne dies unterdrücken zu können.

Anosognosie
Fehlende oder mangelnde Krankheitseinsicht; tritt nach Schädigung bestimmter Gebiete im Gehirn auf und ist somit »organisch bedingt«; sie bildet sich in der Regel innerhalb von Tagen oder Wochen zurück.

Antrieb, reduziert/gesteigert
Patienten mit reduziertem Antrieb sind apathisch, motivationslos, schwerfällig, wirken wenig berührt von der eigenen Situation.

Patienten mit gesteigertem Antrieb sind rastlos, ständig aktiv, zum Teil albern und distanzlos, reden (zu) viel, verhalten sich impulsiv und sind unangemessen guter Stimmung.

Aneurysma

Krankhafte Erweiterung (Aussackung) eines Blutgefäßes. Aneurysmen können angeboren sein oder im Laufe des Lebens entstehen. Reißt ein im Gehirn gelegenes Aneurysma (Ruptur), so empfinden die Patienten plötzliche Schmerzen in nie gekannter Heftigkeit. Häufig kommt es auch zu Übelkeit und Erbrechen, Sehstörungen, einer zunehmenden Bewusstseinstrübung bis zur Ohnmacht sowie Nackensteife. Lebenswichtig ist es, die Blutung schnellstmöglich zu stoppen. Die hierfür verwendeten Operationstechniken sind: → Coiling und → Clipping.

Angiographie

Bei der Angiographie wird ein → Katheter bis in die Hauptstämme der hirnversorgenden Adern vorgeschoben. Mit Hilfe von → Kontrastmitteln lässt sich das Gefäßsystem detailliert abbilden.

Antidepressiva

Medikamente, die in den Hirnstoffwechsel eingreifen. Sie sorgen dafür, dass bestimmte Botenstoffe in größeren Mengen im Gehirn zur Verfügung stehen. Diese Medikamente werden *nicht nur* bei Depressionen verordnet. Manchmal verschreibt sie der Arzt auch bei chronischen Schmerzen. Außerdem weisen neuere Studien darauf hin, dass das zeitverzögerte Absterben von Nervenzellen nach einem Schlaganfall durch Antidepressiva gebremst werden kann. Deshalb werden in manchen Krankenhäusern Schlaganfall-Patienten mit Antidepressiva behandelt, vollkommen unabhängig von ihrer Stimmungslage.

Antikonvulsiva

Medikamente, die bei Epilepsie angewendet werden. Sie heilen zwar nicht die Krankheit selbst, können aber die Wahrscheinlichkeit senken, dass (weitere) → epileptische Anfälle auftreten. Um zu wirken, müssen die Medikamente regelmäßig eingenommen werden.

Apallisches Syndrom
Wachkoma infolge einer schweren Hirnschädigung. Hirnstamm, Rückenmark, Kleinhirn und Zwischenhirn funktionieren, die Funktion des Großhirns ist aber größtenteils ausgeschaltet. Der Patient liegt mit offenen Augen da, ist aber nicht zu willkürlichen Reaktionen in der Lage. Er muss künstlich ernährt und beatmet werden. Sämtliche Reflexe sind erhalten.

Aphasie
Störung der Sprache aufgrund einer neurologischen Erkrankung; diese kann Sprechen, Verstehen, Schreiben und Lesen betreffen. Zum Beispiel kann man bestimmte Dinge nicht benennen, sucht nach Worten, versteht nicht, was der andere von einem möchte.

Apoplex
Anderes Wort für → Hirninfarkt.

Apraxie
Willkürliche zielgerichtete und geordnete Bewegungen sind gestört, obwohl der Bewegungsapparat selbst intakt und die Beweglichkeit grundsätzlich gegeben ist. Unwillkürliche Bewegungen können dagegen weiterhin koordiniert ausgeführt werden. Beispielsweise kann ein Patient in der Untersuchungssituation nicht »wie zum Abschied winken«, auch wenn der Untersucher ihm diese Bewegung vormacht (willkürliche Bewegung). Am Abend kann derselbe Patient in der Lage sein, seiner Frau zum Abschied spontan zu winken. Hier handelt es sich um eine unwillkürliche Bewegung.

Ursache für Apraxien sind Hirnerkrankungen und -verletzungen. Gesten werden falsch ausgeführt oder Handlungsabläufe können nicht mehr nachgeahmt werden. In manchen Fällen fehlt das »Handlungskonzept«, das man braucht, um Einzelbewegungen zu einer Handlung zusammenzusetzen. Der Betroffene versteht dann den »Sinn« einzelner Bewegungen nicht mehr und kann diese dann nicht sinnvoll kombinieren. Dies fällt z. B. beim Ankleiden auf.

Clipping

Eine Operationstechnik, bei der am geöffneten Schädel unter dem Operationsmikroskop ein → Aneurysma mit einem Titanclip von der eigentlichen Ader abgeklemmt wird. Anschließend wird der Schädelknochen wieder eingesetzt und die Wunde verschlossen.

Coiling/Coilembolisation

Ein → Katheter wird in die Leistenarterie eingeführt und unter Röntgenkontrolle bis in die Ader vorgeschoben, an der sich das → Aneurysma befindet. Dann wird das Hirn-Aneurysma mit Platinspiralen (Coils) ausgefüllt. Der Eingriff findet unter Narkose statt, der Schädel muss nicht geöffnet werden.

Computertomographie (CT)

Eine Computertomographie (CT) liefert Schichtaufnahmen des Kopfes, die mithilfe von Röntgenstrahlen und eines Computertomographen erstellt werden. Ein Computertomograph ist ein röhrenförmiges Gerät, in das der Betroffene auf einer speziellen Liege hineingeschoben wird. Die einzelnen Aufnahmen gibt das Gerät an einen Computer weiter, der sie auswertet und als Bild anzeigt. Um die Organe und Blutgefäße besser darzustellen, kann der untersuchende Arzt ein → Kontrastmittel spritzen.

Depression

Die von einer Depression betroffene Person leidet unter einer gedrückten Stimmung und einer Verminderung von Antrieb und Aktivität. Die Fähigkeit, sich zu freuen, das Interesse und die Konzentration sind beeinträchtigt. Ausgeprägte Müdigkeit kann nach jeder kleinsten Anstrengung auftreten. Der Schlaf ist meist gestört, der Appetit vermindert. Selbstwertempfinden und Selbstvertrauen sind fast immer beeinträchtigt. Sogar bei der leichten

Form kommen Schuldgedanken über die eigene Wertlosigkeit vor. Die gedrückte Stimmung verändert sich von Tag zu Tag wenig, reagiert nicht auf Lebensumstände und kann von »somatischen« Symptomen begleitet werden wie Interessenverlust oder Unfähigkeit, sich zu freuen, Früherwachen, Morgentief, deutlicher psychomotorischer Hemmung (der Patient bewegt sich langsam und fühlt sich schwach und kraftlos), Agitiertheit (Rastlosigkeit), Appetit-, Gewichts- und Libidoverlust (Verlust des sexuellen Verlangens).

Diplopie

Doppelsehen, Doppelbilder; die Folge ist das Wahrnehmen identischer Objekte an verschiedenen Stellen im Raum. Normalerweise werden beide Augen synchron über die Augenmuskeln bewegt. Für das Versorgen der Augenmuskeln sind verschiedene Hirnnerven zuständig: Nervus oculomotorius, Nervus abducens, Nervus trochlearis. Verletzungen dieser Nerven führen zu Augenmuskellähmungen. Das heißt, ein Auge wird nicht mehr vollständig synchron mit dem anderen Auge »mitbewegt«. Je nachdem, welche Augenmuskeln betroffen sind, kann die Lage von Doppelbildern horizontal, vertikal oder schräg versetzt sein. Außerdem kann ihr Abstand in Abhängigkeit von der Blickrichtung stark variieren.

Manchmal kommt es auch zu Doppelbildern, weil durch einen Bruch des Augenhöhlenbodens zur Kieferhöhle hin (Orbitaboden) eine mechanisch bedingte Bewegungseinschränkung des Auges entsteht.

Doppler-Sonographie

Die Doppler-Sonographie ist eine spezielle Ultraschall-Untersuchung, mit der die Fließgeschwindigkeit des Blutes in den Gefäßen gemessen wird. So lässt sich erkennen, ob die Gefäße im Hals oder Gehirn verengt sind.

Durchgangssyndrom/organisches Psychosyndrom
Ein in der Regel auf Stunden bis wenige Tage begrenzter Zustand akuter Desorientierung und Verwirrung, der mit Halluzinationen (dem Wahrnehmen nicht vorhandener Objekte oder Stimmen), starker Angst und auch mit körperlicher Unruhe einhergehen kann. Manche Betroffene versuchen zum Beispiel aufzustehen, obwohl sie eine Lähmung haben und an mehrere medizinische Geräte angeschlossen sind. Andere erkennen möglicherweise ihre engsten Angehörigen nicht oder beschimpfen diese aufs Übelste. Später können sich die Betroffenen dann nicht mehr im Einzelnen daran erinnern.

Dysarthrie
Störung des Sprechens aufgrund einer neurologischen Erkrankung. Man weiß zum Beispiel genau, was man sagen möchte, das Steuern und Ausführen der Sprechbewegungen ist aber eingeschränkt. Man bekommt die Worte nicht so über die Lippen, wie man es möchte. Die Sprache klingt unartikuliert und verwaschen.

Dysphagie
Schluckstörungen, bei denen der normale Schluckvorgang beeinträchtigt ist, sodass man sich häufig verschluckt, ein Kloßgefühl im Hals hat oder das Kauen und Transportieren der Nahrung beim Essen gestört ist.

Dysphonie
Stimmstörung, bei der der normale Stimmklang gestört ist, zum Beispiel durch eine Lähmung der Stimmbänder. Die Stimme klingt zum Beispiel rau, knarrend, belegt, schwach.

Elektroenzephalographie (EEG)
Bei der Elektroenzephalographie (EEG) werden über Elektroden elektrische Aktivitäten des Gehirns (sog. Hirnpotentialschwankungen) gemessen. Mit Hilfe dieser Untersuchung kann man

zum Beispiel eine erhöhte Bereitschaft des Gehirns zu → epileptischen Anfällen erkennen.

Der Patient zieht bei dieser Untersuchung eine Haube über den Kopf, an der Messfühler befestigt sind.

Embolie

Eine Embolie ist der teilweise oder vollständige Verschluss eines Blutgefäßes durch mit dem Blut eingeschwemmtes Material (»Blutpfropfen«). → Hirninfarkte werden häufig durch den Verschluss einer oder mehrerer hirnversorgender Arterien durch solche Blutgerinsel (sogenannte »Thromben«) verursacht. Das Blutgerinsel stammt entweder aus dem Herzen (kardiale Embolie) oder aus den hirnversorgenden Arterien selbst (arterio-arterielle Embolie).

Encephalitis

Eine Entzündung des Gehirns, die meist durch Infektionen mit Viren (zum Beispiel Herpes- oder Grippeviren), in selteneren Fällen Infektionen mit Bakterien (zum Beispiel Staphylokokken oder Streptokokken) oder Parasiten (zum Beispiel Pilze) verursacht wird.

Epileptischer Anfall

Epileptische Anfälle werden ausgelöst, wenn größere Gruppen von Nervenzellen im Gehirn plötzlich gleichzeitig im gleichen Rhythmus Signale senden. Diesen Rhythmus übernehmen immer mehr Nervenzellen. Je nachdem, welche Körperfunktionen diese Zellen steuern und wie viele Nervenzellen an diesem Rhythmus beteiligt sind, kommt es zu unterschiedlichen Folgen: In manchen Fällen zuckt z. B. nur eine Hand, in anderen Fällen verkrampfen sich fast alle Muskeln gleichzeitig. Man unterscheidet drei verschiedene Anfallsformen:

- **Fokale Anfälle:** Sie beginnen an einer ganz bestimmten Stelle (einem Fokus) im Gehirn, z. B. an einer Narbe.

- **Sekundär-generalisierte Anfälle:** Sie beginnen wie ein fokaler Anfall, breiten sich dann aber über das gesamte Gehirn aus.
- **Generalisierte Anfälle:** Sie erfassen das gesamte Gehirn gleichzeitig und es kommt vorübergehend zu Störungen des Bewusstseins.

Um das Risiko für weitere Anfälle zu senken, verschreibt der Arzt Medikamente (→ Antikonvulsiva).

Ein Epileptischer Anfall ist in der Regel nach ein bis zwei Minuten vorbei. In seltenen Fällen dauern Anfälle länger oder es kommt sehr kurz hintereinander zu einer Serie von Anfällen (»Status epilepticus«). Dann besteht die Gefahr, dass das Gehirn geschädigt wird. Hier sollte unbedingt ein Notarzt gerufen werden.

Exekutivfunktionen

Ein Bündel an Fähigkeiten, die wir brauchen, um neue, unbekannte Aufgaben zu bewältigen. Wir planen vorausschauend und passen unser Verhalten flexibel an, wenn irgendwelche Komplikationen auftreten (Literatur-Tipp zum Vertiefen des Themas: »Störungen der Exekutivfunktionen – Wenn die Handlungsplanung zum Problem wird. Ein Ratgeber für Angehörige, Betroffene und Fachleute« von Sandra Verena Müller).

Facialisparese

Lähmungen der Gesichts-, Mund- oder Zungenmuskulatur.

Fatigue-Syndrom

Rasche Ermüdbarkeit bzw. Energielosigkeit; tritt bei → Multipler Sklerose auf. Die hiervon Betroffenen können auch durch längere Ruhephasen keine neue Energie tanken.

Funktionstherapie

Anderes Wort für → restitutive Therapie.

Gesichtsfeldausfall

Wird in der Regel durch einen Schlaganfall verursacht: Nicht das Sehen selbst, sondern die Weiterverarbeitung des Gesehenen im Gehirn ist gestört. So kommt es, dass der Betroffene bestimmte Teile des normalen Gesichtsfeldes nicht sieht. Der Ausfall wandert mit, wenn der Betroffene die Augen bewegt. Es gibt verschiedene Gesichtsfeldausfälle:

- **Homonyme Hemianopsie:** Eine komplette Hälfte des Gesichtsfelds ist weg, entweder links oder rechts; homonym bedeutet: »beide Augen in gleicher Weise betreffend«.
- **Homonyme Quadrantenanopsie:** Ein komplettes Viertel des Gesichtsfelds ist weg (links oben, links unten, rechts oben, rechts unten).
- **Skotom:** Ausfall eines klar umgrenzten Teils des Gesichtsfelds (einzelne »blinde« Flecken).

Hemiparese

Unvollständige Halbseitenlähmung; tritt bei einer Schädigung der gegenüberliegenden Hirnhälfte auf. Das heißt, bei Schädigung der rechten Hirnhälfte kommt es auf der linken Körperhälfte zu Lähmungen.

Hemiplegie

Halbseitenlähmung; tritt bei einer Schädigung der gegenüberliegenden Hirnhälfte auf.

Hirnblutung

Überbegriff für Blutungen im Inneren des Schädels im Bereich des Gehirns oder der Hirnhäute:

- **Intrazerebrale Blutung**: eine Blutung im Hirngewebe selbst (meist ausgelöst durch Bluthochdruck).
- **Extrazerebrale Blutung**: Blutung im Inneren des Schädels, aber außerhalb des Gehirns, die durch erhöhten Druck das Gehirn schädigen kann. Man unterscheidet hier:

- **Epiduralhämatom**: eine durch einen Schlag auf den Schädel verursachte Blutung im Raum zwischen dem Schädelknochen und der harten Hirnhaut (Dura mater). Hauptursache ist meistens ein → Schädel-Hirn-Trauma mit Bruch des Schädeldachs (der Kalotte).
- **Subduralhämatom**: eine ebenfalls durch einen Schlag auf den Schädel verursachte Einblutung zwischen der harten Hirnhaut und dem Gehirn. Das chronische Subduralhämatom entwickelt sich sehr langsam und kann Wochen bis Monate nach dem Schlag auf den Kopf Symptome verursachen (z. B. Orientierungsstörungen, Lähmungen usw.)
- **Subarachnoidalblutung**: eine Blutung in den Spaltraum zwischen zwei Hirnhäuten (den Subarachnoidalraum), der Arachnoidea mater und der Pia mater. Normalerweise zirkuliert hier Hirnwasser (Liquor). Ursache für eine Subarachnoidalblutung ist meistens der Riss eines → Aneurysmas.

Hirninfarkt

Beim Hirninfarkt kommt es zum Absterben von Nervenzellen des Gehirns, weil eine Minderdurchblutung (Ischämie) auftritt. Die Nervenzellen bekommen nicht mehr genug Sauerstoff und Nährstoffe, weil die Ader, die diese Zellen mit Blut versorgen soll, verengt oder ganz verschlossen ist. Ursachen für diese Gefäßverengungen sind meist → Embolien oder → Thrombosen.

Hirntumor

Hirntumore sind Geschwulste oder Gewebswucherungen innerhalb des Schädels. Sie können von unterschiedlichen Gewebearten im Schädelinneren, zum Beispiel von den Hirnhäuten ausgehen. Entsprechend gibt es sehr viele verschiedene Arten von Hirntumoren. Sie bleiben oft über lange Zeit unbemerkt, weil sie keine oder keine typischen Symptome hervorrufen.

Ist der Tumor gut zugänglich, das heißt, befindet er sich an einer Stelle im Gehirn, an der durch eine Operation keine größeren Ausfallerscheinungen zu erwarten sind, empfehlen die meisten Ärzte, den gesamten Tumor chirurgisch zu entfernen. Wenn das nicht möglich ist, kann es auch sinnvoll sein, lediglich Teile des Tumors operativ zu entfernen. Das Ziel solcher Operationen ist ein Lindern der Symptome und ein Verbessern der Lebensqualität des Betroffenen.

Meistens wird für die Operation der Schädel geöffnet (→ Kraniotomie): Ein Teil des Schädelknochens wird entfernt, um das Operationsfeld freizulegen und den Chirurgen den nötigen Platz für die teilweise oder vollständige Entfernung des Tumors zu verschaffen. Anschließend wird das Knochenstück ersetzt.

Manchmal reicht es auch aus, statt des Schädelöffnens nur ein kleines Loch in die Schädeldecke zu bohren, um Instrumente ins Gehirn einzuführen. Oder es wird über die Nase ein Zugang zum Gehirn hergestellt.

Oft wird die Operation mit Bestrahlung und Chemotherapie kombiniert.

Hypoxie/hypoxischer Hirnschaden

Hirnschädigung infolge schwersten Sauerstoffmangels im Gehirn. Die Schädigung ist diffus, das heißt, sie betrifft das gesamte Gehirn. In der Regel tritt ein hypoxischer Hirnschaden nach Wiederbelebung (zum Beispiel im Rahmen eines Herzinfarkts) auf.

Impulskontrolle, verminderte

Ein Verhalten, das nicht kontrolliert werden kann und meist die Interessen der betroffenen Person oder anderer Menschen schädigt – Teil einer Störung der → Exekutivfunktionen. Viele Schädel-Hirn-Trauma-Patienten berichten z. B. über aggressive Impulsdurchbrüche, das heißt, sie reagieren viel schneller als früher aggressiv.

Integrative Therapie

(Integrativ = eine Wiedereingliederung herbeiführend) Integrative Therapieanteile zielen darauf ab, den Betroffenen in seinen sozialen Lebensbereich und sein schulisches oder berufliches Umfeld wiedereinzugliedern. Dazu gehören Maßnahmen mit dem Ziel, das Geschehene zu verarbeiten. Die Neuropsychologen unterstützen bei der Krankheitsbewältigung und dem Umgang mit der veränderten Lebenssituation.

Katheter

Ein dünner Schlauch, der in ein Gefäß eingeführt wird (meist über die Leistenarterie) und mit Hilfe eines flexiblen Führungsdrahtes bis in die Zielregion (im Gehirn) vorgeschoben wird. Der Patient bekommt eine örtliche Betäubung.

Koma

Eine tiefe Bewusstlosigkeit, aus der der Patient nicht erweckbar ist.

Kompensatorische Therapie

(Kompensatorisch = ausgleichend) Die Therapie zielt auf einen Ausgleich der Leistungseinschränkungen ab.

Kontrastmittel

Ein Mittel, das vor oder während einer Röntgenuntersuchung in die Blutbahn gespritzt wird. Es erscheint dann auf dem Röntgenbild in Kontrast zu dem zu untersuchenden Gewebe. Hierdurch kann man bestimmte Gewebe (z. B. Tumoren) besser erkennen.

Kontusionen

Hirnprellungen: Das Gehirn prallt bei einer Gewalteinwirkung von außen gegen die Innenseite des Schädels. An dieser Aufprallstelle und an der genau gegenüberliegenden Seite entstehen Prellungen (Kontusionen), die sich auch bei der Untersuchung mit den bildgebenden Verfahren → Computertomographie und → Magnetresonanztomographie zeigen.

Kraniotomie
Operatives Öffnen des Schädels.

Lachen und Weinen, pathologisches
Hiervon Betroffene lachen oder weinen ohne ersichtlichen Grund. Der Körper der Betroffenen »zwingt« sie zu diesem Verhalten, der Betroffene hat hierüber keinerlei Kontrolle. Das Lachen oder Weinen steht in keinem Zusammenhang zur tatsächlichen Stimmung des Betroffenen. Ursache sind Schädigungen bestimmter Hirnregionen. Pathologisches Lachen und Weinen sollte nicht mit → Affektlabilität verwechselt werden. Patienten, die unter Affektlabilität leiden, lachen und weinen ihrer Stimmung entsprechend. Das heißt, sie weinen z. B., weil sie gerührt sind, hätten dies aber vor ihrer Erkrankung nicht getan.

Lumbalpunktion
Bei einer Lumbalpunktion entnimmt man im Bereich der Lendenwirbel Nervenwasser, das das Gehirn und das Rückenmark umgibt, um dieses z. B. auf Spuren von Blut oder auf bestimmte Krankheitserreger zu untersuchen.

Lyse-Therapie
Eine Therapieform, die bei Patienten mit einem Schlaganfall durch Gefäßverschluss (ischämischer Schlaganfall) angewandt wird. Sie wird in der Regel in spezialisierten Schlaganfall-Abteilungen (→ Stroke Units) durchgeführt: Man versucht, das Blutgerinsel medikamentös aufzulösen. Dazu erhält der Patient ein Medikament als Infusion über einen Tropf. Die Lyse-Medikamente hemmen die körpereigene Blutgerinnung. Deshalb können sie nicht bei allen Patienten angewendet werden. Idealerweise sollte die Lyse-Therapie innerhalb der ersten drei Stunden nach Beginn der Symptome beginnen.

Magnetresonanztomographie (MRT)

Auch mit der Magnetresonanztomographie (MRT) kann man vielschichtige Bilder des menschlichen Körpers erzeugen. Sie kommt aber, anders als die → Computertomographie, ohne Röntgenstrahlen aus. Der Betroffene wird auf einer Liege in eine Röhre hineingeschoben, die von einem starken Magnetfeld umschlossen wird. Die physikalischen Grundlagen dieses Verfahrens sind sehr kompliziert und werden daher an dieser Stelle nicht im Einzelnen erläutert. Auch bei dieser Untersuchungsmethode wird häufig ein Kontrastmittel gespritzt. Es gelangt über das Blut in den ganzen Körper. In den Schichtaufnahmen ist es wegen seiner helleren Farbe gut zu erkennen. So ist es möglich, Blutgefäße vom umliegenden Gewebe abzugrenzen. Das Kontrastmittel sammelt sich oft vermehrt in Tumoren. Diese kann man auf den Aufnahmen dann gut erkennen. Häufig eingesetzt wird die MRT beim Verdacht auf Entzündungen, Geschwulste oder Verletzungen am Gewebe.

Meningitis

Eine Entzündung der Hirnhäute, die meist durch Infektionen mit Viren (zum Beispiel Herpes- oder Grippeviren), in selteneren Fällen Infektionen mit Bakterien (zum Beispiel Staphylokokken oder Streptokokken) oder Parasiten (zum Beispiel Pilze) verursacht wird.

Multiple Sklerose (MS)

Die Multiple Sklerose (MS) ist eine der häufigsten körperlich bedingten (organischen) Nervenkrankheiten. Sie beginnt typischerweise zwischen dem 20. und 40. Lebensjahr; es gibt aber auch Neuerkrankungen bei jüngeren Menschen oder Menschen zwischen 40 und 60 Jahren. Frauen erkranken etwa im Verhältnis 3 : 2 häufiger als Männer. Die Multiple Sklerose ist eine *Entmarkungskrankheit*. Die Nervenbahnen im zentralen Nervensystem sind von Markscheiden umgeben, um Informationen schneller weiterleiten zu können. Die Nervenbahnen sind vergleichbar mit Nachrichtenkabeln, die Markscheiden mit Isoliermaterial. Bei der Multiplen Sklerose wird dieses Isoliermaterial an den verschiedensten Stellen im Körper durch Entzündungen angegriffen. Man nennt diese Stellen »Herde«. Durch die Entzündungsherde kommt es zu einer Unterbrechung der zügigen Weiterleitung von Nervenimpulsen, was ganz unterschiedliche Symptome auslöst, je nachdem, wo die Weiterleitung unterbrochen wird. Die Herde können sich völlig zurückbilden. Es kann aber auch sein, dass die Markscheiden dauerhaft vernarben. Dann kommt es zu einer → Sklerose.

Es gibt keine feststehende Entwicklung der Symptome, vielmehr kann der Verlauf der Multiplen Sklerose sehr unterschiedlich sein. Man unterscheidet zwei Verlaufsformen: »schubweise« oder »chronisch-progredient« (progredient = voranschreitend).

Beim schubweisen Verlauf bilden sich innerhalb von wenigen Tagen Symptome, die über Tage bis Wochen bestehen bleiben, sich dann aber wieder (manchmal unvollständig) zurückbilden. Die Abstände zwischen den Schüben betragen mehrere Monate oder Jahre.

Beim chronisch-progredienten Verlauf gibt es schubartige Verschlimmerungen, es kommt aber *nicht* zwischen den Schüben zu einer (teilweisen) Erholung der beeinträchtigten Funktionen.

Typische Funktionsstörungen sind Augenmuskellähmungen mit Doppelbildern oder Entzündungen des Sehnervs (→ Optikusneuritis), die dazu führen, dass man vorübergehend wie durch einen Schleier sieht. Gelegentlich kommt es zu Blickbewegungsstörungen. Es können Lähmungen oder Beeinträchtigungen der Feinmotorik, Steifigkeit des Ganges, allgemeine Mattigkeit und rasche Ermüdbarkeit (→ Fatigue-Syndrom), Missempfindungen wie zum Beispiel Taubheit, Pelzigkeit, oder Kribbeln in Händen und Füßen auftreten. Häufig kommt es auch zu Blasenstörungen.

Neglect

Eine Störung, die dadurch charakterisiert ist, dass der Betroffene eine Hälfte seiner Umgebung bzw. des eigenen Körpers nicht oder nicht in gleichem Maße wie die andere Seite wahrnimmt bzw. vernachlässigt. Typischerweise ist die rechte Hirnhälfte geschädigt und die Wahrnehmung der linken Seite des Außenraums und des eigenen Körpers gestört. Von der Vernachlässigung sind alle Sinnesreize betroffen. Auch wenn keine Lähmung vorliegt, wird die linke Körperhälfte nicht angemessen benutzt; auch wenn kein → Gesichtsfeldausfall vorliegt, werden Objekte auf der linken Seite »übersehen«. So wird beispielsweise nur die Hälfte des Essens gegessen und der Nachtisch wird stehen gelassen, wenn er links vom Teller steht. Spricht man einen Neglect-Patienten von der linken Seite an, wendet er häufig den Kopf suchend nach rechts etc. Der Neglect ist dadurch gekennzeichnet, dass der Patient keinerlei Störungseinsicht und somit auch keinen Leidensdruck hat. Auf die Menschen der Umgebung kann dies sehr irritierend wirken.

Optikusneuritis

Entzündung des Sehnervs. Der Sehnerv übermittelt die optische Information des Auges an die Sehzentren des Gehirns. Eine Sehnerventzündung ist häufig ein Frühsymptom der → Multiplen Sklerose. Hauptsymptom ist unscharfes Sehen auf der betroffenen Seite. Meist wird die Entzündung mit Kortison behandelt. Oft kommt es im Verlauf von mehreren Wochen bis Monaten zur Verbesserung oder zur völligen Erholung des Sehvermögens.

Persönlichkeitsakzentuierung

Eine Verstärkung (Akzentuierung) bereits vor der Erkrankung vorhandener Wesenszüge (z. B. Eifersucht, Ordnungssinn usw.).

Restitutive Therapie

(Restitutiv = wiederherstellend) Eine Therapie zum Verbessern der Leistungsstörungen (anderer Ausdruck: Funktionstherapie).

Schädel-Hirn-Trauma (SHT)

Ein Schädel-Hirn-Trauma (SHT) wird durch äußere Gewalteinwirkung auf den Schädel herbeigeführt, etwa durch einen Sturz oder einen Verkehrsunfall. Durch diese Gewalteinwirkung prallt das Gehirn gegen die Innenseite des Schädels. An dieser Aufprallstelle und an der genau gegenüberliegenden Seite entstehen Hirnprellungen (→ Kontusionen), die sich auch bei der Untersuchung mit den bildgebenden Verfahren → Computertomographie und → Magnetresonanztomographie zeigen. Wenn dabei Adern verletzt werden, treten an einzelnen Stellen Blutungen auf. Stoffwechselprodukte, die weitere Hirnsubstanz schädigen können, werden freigesetzt. Neben diesen klar umgrenzten Verletzungen können auch Scher- und Zerreiß-Verletzungen von Nervenfasern im Inneren des gesamten Gehirns auftreten. Man spricht dann von diffusen (ungeordneten, nicht scharf begrenzten) Schädigungen.

Eine häufige Komplikation, die meist erst nach einigen Stunden auftritt, ist das Anschwellen des Gehirns. Das ist deshalb gefährlich, weil das Gehirn aufgrund des knöchernen Schädels keinen Platz hat, sich auszudehnen. Durch die Raumverengung im Kopf entsteht ein erhöhter Druck. Dies führt zu einer verschlechterten Durchblutung und damit zu einer mangelhaften Sauerstoffversorgung des Gehirns, weil die Nervenzellen und die Adern zusammengepresst werden. In solchen Fällen entscheiden sich die Ärzte häufig, vorübergehend ein Stück der Schädeldecke zu entfernen, um ein lebensbedrohliches Ansteigen des Hirndrucks zu verhindern.

Bei einem schweren Schädel-Hirn-Trauma liegt der Betroffene meist einige Tage bis Wochen in einer tiefen Bewusstlosigkeit, aus der er dann nicht aufzuwecken ist (→ Koma).

Schlaganfall

Beim Schlaganfall führen plötzlich auftretende Durchblutungsstörungen im Gehirn zu einem Sauerstoffmangel in den Nervenzellen. Es gibt verschiedene Formen von Schlaganfällen:

→ **Hirninfarkte:** Mangeldurchblutung des Gehirns – in ca. 85 Prozent der Fälle
→ **Hirnblutung:** Austritt von Blut in das Hirngewebe – in ca. 15 Prozent der Fälle

Sensibilitätsstörung

Verändertes Wahrnehmen von Sinnesreizen (Berührung, Temperatur, Vibration, Schmerz, Bewegung, Lage, Kraft) aus der Körperperipherie. Beispiele: Taubheitsgefühl, Kribbeln, Ameisenlaufen, Pelzigkeit. Typischerweise betreffen Sensibilitätsstörungen klar umgrenzte Bereiche des Körpers; sie treten z. B. handschuh- und strumpfförmig auf einer Körperseite auf.

Shunt

Shunts werden im Rahmen einer Operation eingesetzt, um den Hirndruck (dauerhaft) zu regulieren. Erhöhter Hirndruck führt zu einer Vielzahl von Symptomen (Übelkeit, Erbrechen, Kopfschmerzen, Müdigkeit, Unruhe, Bewusstseinsstörungen) und ist schließlich lebensbedrohlich.

Der Shunt besteht aus zwei → Kathetern und einem Rückschlagventil. Das Ventil steuert Menge, Fließrichtung und Druck des Hirnwassers im Schädel. Bei zunehmendem Flüssigkeitsdruck im Gehirn öffnet sich das Rückschlagventil und leitet die überschüssige Flüssigkeit in die Bauchhöhle ab.

Sklerose

Eine Gewebeverhärtung durch eine Vermehrung des Bindegewebes. Ursache ist oft eine Gewebsschädigung in Folge von Entzündungen (z. B. → Multiple Sklerose).

Stroke Unit
Auf die Behandlung von → Schlaganfällen spezialisierte Abteilung in Krankenhäusern.

Transitorisch ischämische Attacke/TIA
Eine transitorisch ischämische Attacke ist ein ganz leichter → Schlaganfall, bei dem die Symptome meist in weniger als einer Stunde, spätestens aber nach 24 Stunden verschwunden sind.

Thrombose
Thrombosen sind Blutgerinsel in Gefäßen. → Hirninfarkte können durch Thrombosen der hirnversorgenden Arterien ausgelöst werden. Die meisten arteriellen Thrombosen entstehen an solchen Stellen des Gefäßsystems, an denen Veränderungen der Gefäßwand durch Arterienverkalkung (Arteriosklerose) bestehen.

11 Hier finden Sie Hilfe

Sozialverbände

Sozialverbände sind Interessenverbände, die Beratung in allen sozialrechtlichen Angelegenheiten (z. B. Rente, Schwerbehinderung, Rehabilitation usw.) bieten. Für neurologische Patienten sind folgende Sozialverbände interessant:

Sozialverband VdK Deutschland e. V.
Wurzerstr. 4a
53175 Bonn
Tel. 0228/820 930, Fax: 0228/8209 343
E-Mail: kontakt@vdk.de
Internet: www.vdk.de
Der VdK ist der größte deutsche Sozialverband; es gibt 13 Landesverbände mit ca. 9000 Kreis- und Ortsverbänden.

Sozialverband Deutschland e. V.
Stralauer Str. 63
10179 Berlin
Tel. 030/7262 220, Fax: 030/726 222 311
E-Mail: contact@sozialverband.de
Internet: www.sovd.de
Der Sozialverband Deutschland gibt Hilfe und persönliche Betreuung in den Orts-, Kreis- und Landesverbänden.

Wo bekomme ich Adressen von niedergelassenen (Neuro-)Psychologen?

Die Psychotherapeutenkammern bieten auf ihren jeweiligen Internetseiten einen Suchdienst für Psychotherapeuten an. Man kann die gesuchte Fachrichtung (z. B. Neuropsychologie oder Verhaltenstherapie) und die Postleitzahl angeben. Regional sind die Psychotherapeutenkammern entsprechend den Bundesländern gegliedert.

BundesPsychotherapeutenKammer

Klosterstr. 64
10179 Berlin
Tel. 030/278785-0, Fax: 030/278785-44
E-Mail: info@bptk.de
Internet: www.bptk.de

Den **Kassenärztlichen Vereinigungen** (KVen) gehören in Deutschland alle Psychotherapeuten an, die zur ambulanten Behandlung von Versicherten der Gesetzlichen Krankenversicherungen zugelassen oder ermächtigt sind. Regional sind die KVen den Bundesländern entsprechend gegliedert. Nur in NRW gibt es zwei KVen: die KV Nordrhein und die KV Westfalen-Lippe.

Die KVen können Auskunft über niedergelassene (Neuro-) Psychologen in Ihrer Nähe geben.

Kassenärztliche Bundesvereinigung

Herbert-Lewin-Platz 2
10623 Berlin
Tel. 030/4005-0, Fax: 030/4005-1590
E-Mail: info@kbv.de
Internet: www.kbv.de

Gesellschaft für Neuropsychologie (GNP) e. V.
Nikolausstr. 10
36037 Fulda
Tel. 0700/46 746 700, Fax: 0700/9019 692
E-Mail: fulda@gnp.de
Internet: www.gnp.de
Auf der Internet-Seite der Gesellschaft für Neuropsychologie e. V. gibt es einen Link zur »Behandlerliste« (nach Postleitzahlen sortiert)

Interessenvertretung neurologischer Patienten
ZNS – Hannelore Kohl Stiftung für Verletzte mit Schäden des Zentralen Nervensystem
Rochusstr. 24
53123 Bonn
Tel. 0228/978 450, Fax: 0228/9784 555
E-Mail: info@hannelore-kohl-stiftung.de
Internet: www.hannelore-kohl-stiftung.de

Stiftung Deutsche Schlaganfall-Hilfe
Carl-Miele-Str. 210
33311 Gütersloh
Tel. 05 241/97 700, Fax: 05 241 9770 777
E-Mail: info@schlaganfall-hilfe.de
Internet: www.schlaganfall-hilfe.de

Selbsthilfeverband FORUM GEHIRN e. V./Bundesverband für Menschen mit erworbenen Hirnschädigungen und deren Angehörige
Schnörringer Weg 1
51597 Morsbach-Erblingen
Tel. 02 294/90 99 922, Telefax: 02 294/99 93 74
E-Mail: info@shv-forum-gehirn.de
Internet: www.shv-forum-gehirn.de

Schädel-Hirnpatienten in Not e. V.
Bayreuther Str. 33
92224 Amberg
Tel. 09 621/64 800, Fax: 09 621/63 633
E-Mail: zentrale@schaedel-hirnpatienten.de
Internet: www.schaedel-hirnpatienten.de
Beratung und Hilfe für Angehörige mit einem Patienten im Koma bzw. Wachkoma oder einer Schädel-Hirnverletzung, regionale Ansprechpartner, Pflegeseminare für Angehörige

Bundesarbeitsgemeinschaft für Rehabilitation e. V.
Solmsstr. 18
60486 Frankfurt a.M.
Tel. 069/605 018-0, Fax: 069/605 018-29
E-Mail: info@bar-frankfurt.de
Internet: www.bar-frankfurt.de

Bundesverband Rehabilitation e. V.
Eifelstr. 7
53119 Bonn
Tel. 0228/96 984-0, Fax: 0228/96 984-99
E-Mail: info@bdh-reha.de
Internet: www.bdh-reha.de

Bundesverband für die Rehabilitation der Aphasiker e. V.
Klosterstr. 14
97084 Würzburg
Tel. 0931/250 130-0, Fax: 0931/250 130-39
E-Mail: info@aphasiker.de
Internet: www.aphasiker.de

Deutsche Alzheimer Gesellschaft e. V.
Friedrichstr. 236
10969 Berlin
Tel. 030/2593 795-0, Fax: 030/2593 795-29
E-Mail: info@deutsche-alzheimer.de
Internet: www.deutsche-alzheimer.de

Deutsche Multiple Sklerose Gesellschaft (DMSG), Bundesverband e. V.
Küsterstr. 8
30519 Hannover
Tel. 0511/96 834-0, Fax: 0511/96 834-50
E-Mail: dmsg@dmsg.de
Internet: www.dmsg.de

Deutsche Arbeitsgemeinschaft Selbsthilfegruppen e. V.
Otto-Suhr-Allee 115
10585 Berlin
Tel. 030/8934 014, Fax: 030/31 018 970
E-Mail: verwaltung@dag-shg.de
Internet: www.dag-shg.de
Unterstützung von Selbsthilfegruppen und von Menschen, die sich für Selbsthilfegruppen interessieren

Ausbildung
Bundesarbeitsgemeinschaft der Berufsbildungswerke
Kurfürstenstr. 131
10785 Berlin
Tel. 030/263 980 990, Fax: 030/263 980 999
E-Mail: info@bagbbw.de
Internet: www.bagbbw.de
Berufliche Rehabilitation für junge Menschen mit Behinderung in über 240 Berufen, Berufsvorbereitung für junge Menschen mit Behinderungen

Bundesarbeitsgemeinschaft Werkstätten für behinderte Menschen e. V.
Sonnenmannstr. 5
60314 Frankfurt
Tel. 069/9433 940, Fax: 069/94 339 425
E-Mail: info@bagwfbm.de
Internet: www.bagwfbm.de

Arbeitsgemeinschaft Die Deutschen Berufsförderungswerke e. V.
Knobelsdorffstr. 92
14059 Berlin
Tel. 030/3002-1253, Fax 030/3002-1256
E-Mail: info@arge-bfw.de
Internet: www.arge-bfw.de
Berufliche Rehabilitation Erwachsener

Schluss mit Frust

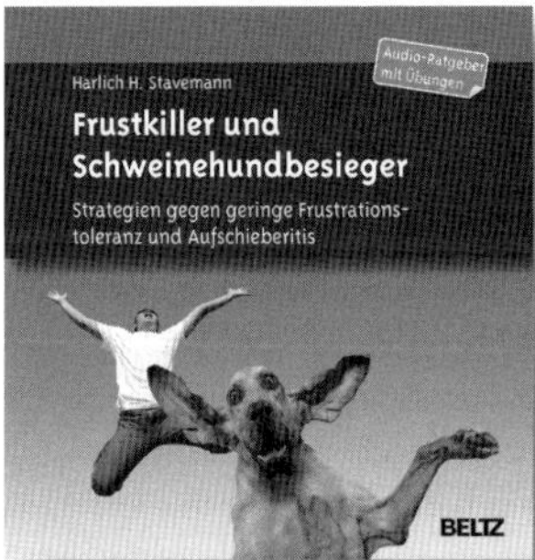

Harlich H. Stavemann
Frustkiller und Schweinehundbesieger
Strategien gegen geringe Frustrationstoleranz und Aufschieberitis
Audio-Ratgeber mit Übungen
2014. 12-seitiges farbiges Booklet.
Laufzeit: ca. 78 Minuten
ISBN 978-3-621-28156-0

Im Bereich »Geringe Frustrationstoleranz und Aufschieberitis« geht es um Menschen, die darunter leiden, dass sie sich andauernd und heftig über andere, über Ereignisse oder das Schicksal ärgern, weil sie Realitäten nicht akzeptieren können (»Geringe Frustrationstoleranz«) oder weil sie sich nicht dazu aufraffen können, das zu tun, was sie eigentlich tun wollten (»Aufschieberitis«).

H. H. Stavemann zeigt, in welcher Form sich die Probleme äußern, wie man erkennt, wo sich die geringe Frustrationstoleranz versteckt und welches ihre negativen (vor allem langfristigen) Auswirkungen sind. Jeder für sich soll die Frage beantworten: »Wie motiviere ich mich und überwinde mich, das zu machen, was mir langfristig nützt und gut tut?«

Lebenshilfe zum Hören

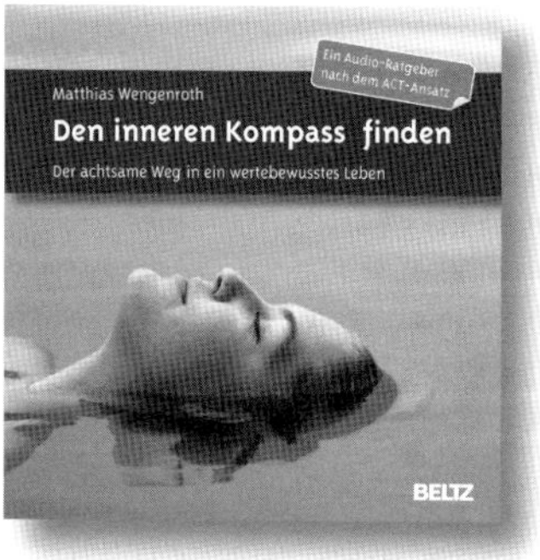

Matthias Wengenroth
Den inneren Kompass finden
Der achtsame Weg in ein wertebewusstes Leben.
Ein Audio-Ratgeber nach dem ACT-Ansatz

Sprecher: Christian Bergmann
2 CDs im Jewelcase mit zwölfseitigem Booklet
EUR 24,95 D
Laufzeit: 100 Minuten
1. Auflage 2013
ISBN 978-3-621-28099-0

Innere Zufriedenheit, Wohlbefinden, einfach ein glückliches Leben – danach streben die meisten Menschen. Nicht selten aber versperren schwierige Gedanken und Gefühle den Weg dorthin und führen in die genau entgegengesetzte Richtung: zu Unzufriedenheit, Leid und Hoffnungslosigkeit.

Matthias Wengenroth zeigt, wie Sie auf den für Sie persönlich »richtigen« Weg gelangen: Mithilfe der Erkenntnisse und Methoden der Akzeptanz- und Commitmenttherapie (ACT) lernen Sie, Ihr Leben nach Ihren individuellen Werten und Zielen auszurichten und sich nicht von negativen Gedanken und Gefühlen bestimmen zu lassen – die letztlich »nur« Gedanken und Gefühle sind.

Lassen Sie sich von Ihrem inneren Kompass leiten und machen Sie sich auf den Weg in ein wertebewusstes Leben!